ACUPRESSURE
FOR
COMMON AILMENTS

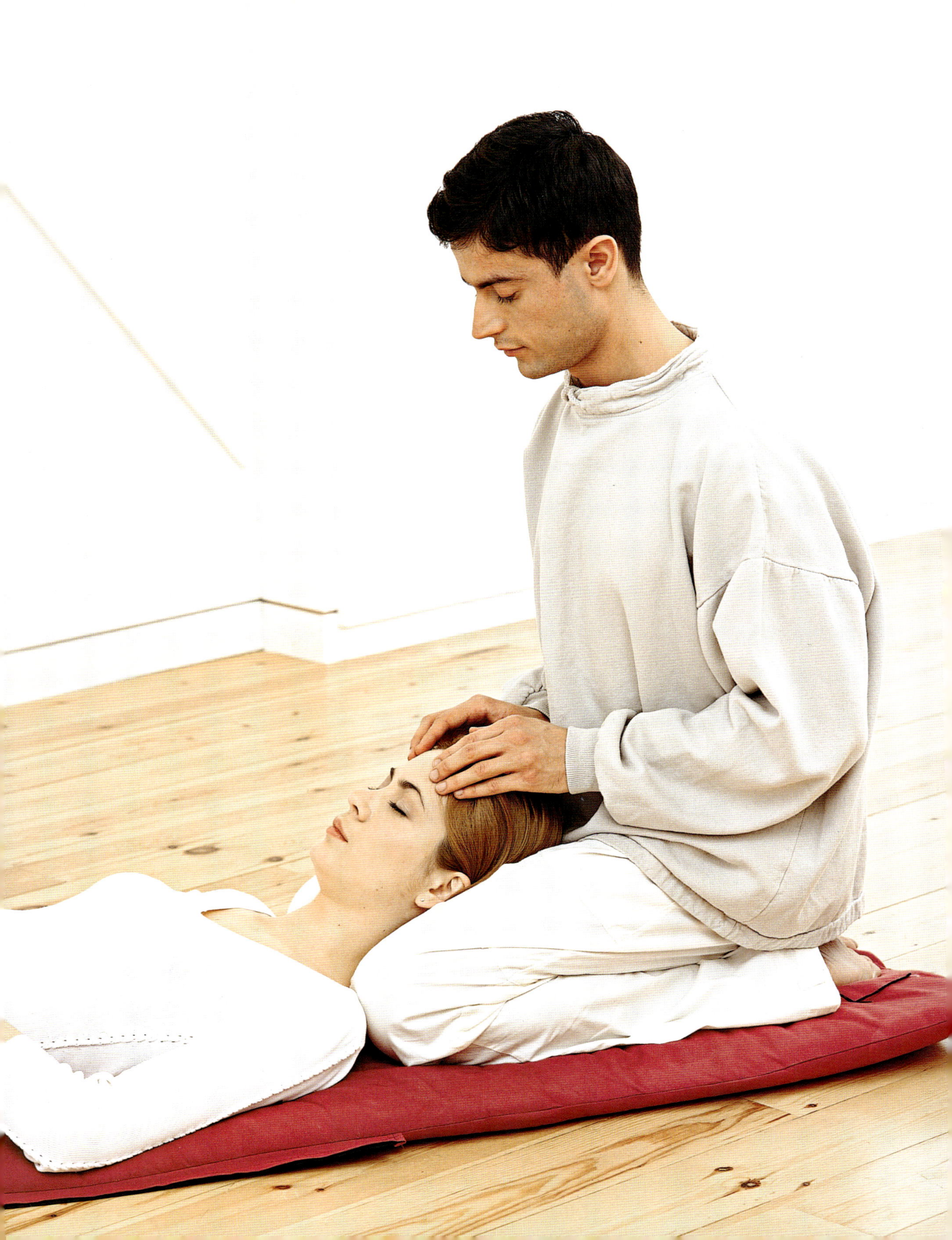

『軽い病気をおさえる指圧』 新装普及版

指圧による治療法

ACUPRESSURE
for Common Ailments

著　者
クリス・ジャーメイ
ジョン・ティンダル

訳　者
宇久村　淳子

A GAIA ORIGINAL

ガイア・ブックスの本は、
“自給自足に生きる地球”というガイアの視点を重んじ、
読者の皆さまが個人と地球の
より良い調和の中で暮らすお手伝いをします。

Editorial	Camilla Davis
Design and Art Direction	Nick Harris
Illustration	Sheilagh Noble
Computer artwork	Nick Harris
Photography	Ruth Jenkinson
Production	Louise Hall
Direction	Jo Godfrey Wood, Patrick Nugent

注意

本書で紹介されているテクニック、情報、注意は、本来の医学的なアドバイスの代わりになるものではありません。これらについては、すべて読者自身の判断と責任の上でご利用いただくようお願いします。

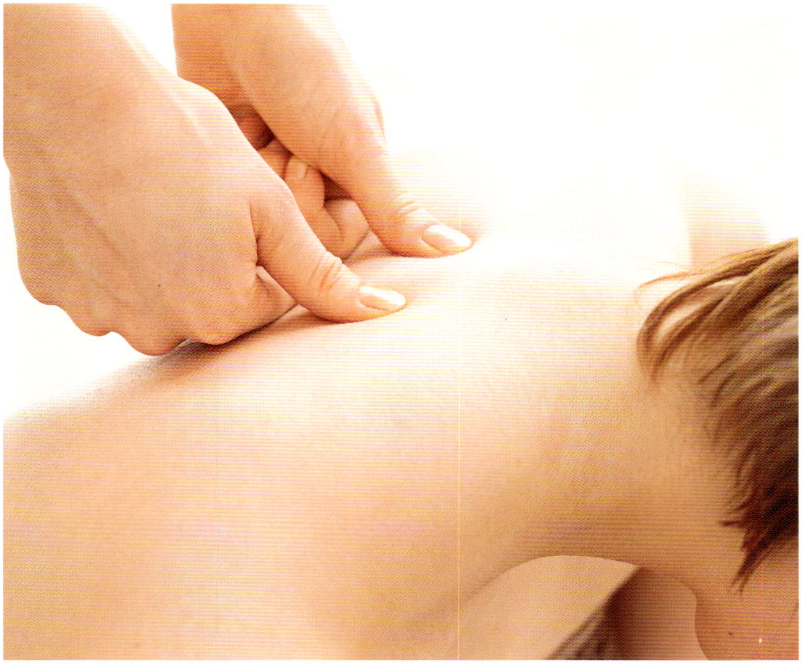

本書の使い方

指圧の目的は、親指やその他の指の力で、私たちが日ごろよくかかる病気や症状を和らげることにあります。本書はそのガイドとして、明瞭《りょう》にかつ正確に指のテクニックを教えていきます。指圧やマッサージの学校に通っている生徒だけではなく、指圧に興味を持っている初心者のために書かれています。第１部では、東洋医学の概念について大まかに説明し、指圧がどのように身体に作用するのか、そしてなぜそのように効くのかをわかりやすく解説した上で、指圧の簡単なテクニックを紹介します。第２部では、それぞれの症状に対して、どこをどう押せばいいのか、具体的な治療のプランを提案します。

◎**付記**：本文中には例えば「エネルギー」など、一般用語でも「」でくくられて出てくる言葉があります。これらの用語には、英語の意味というよりはむしろ東洋的な意味合いが含まれています（参照→ P.14）。

服装について

指圧を施す人も受ける人も、ゆったりとした木綿の服が良いでしょう。自由に動けることがポイントです。化学繊維ではなく、自然素材を選びます。化学繊維は「経絡《けいらく》」の中の「エネルギー」の流れを妨げてしまうと考えられているからです。さらに言えば、指圧を施す人が、受ける人の服や皮膚を通過し、体内の「エネルギー」に集中できるように、薄地の綿が理想的です。本書では、できるだけはっきりとツボの位置を表示するために、便宜上、イラストのモデルの服装は必要最小限になっています。

注意

健康にどこか不安を感じる時には、無理をせず、つねに医者にかかるように心がけましょう。また本書であげた治療のプランにある注意書きには必ず目を通すようにしてください。

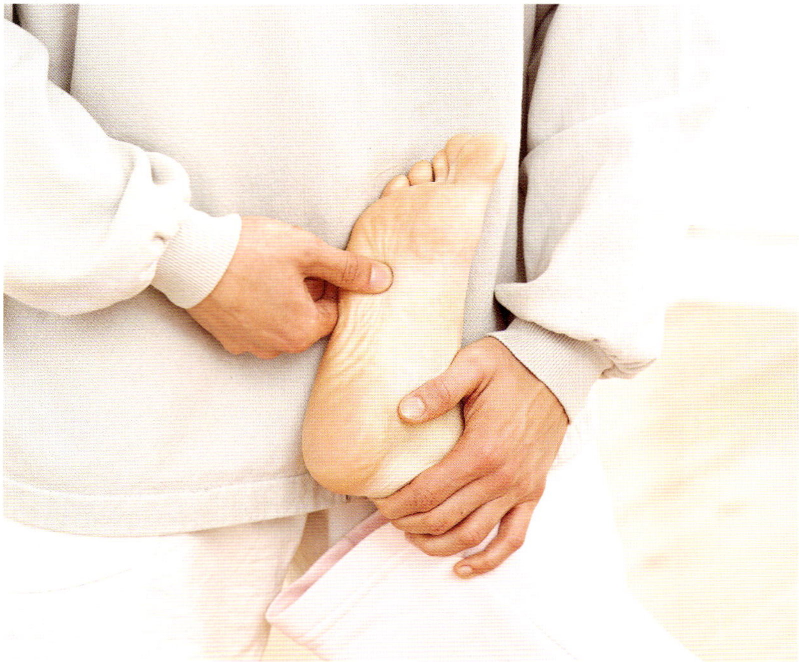

目次

Contents

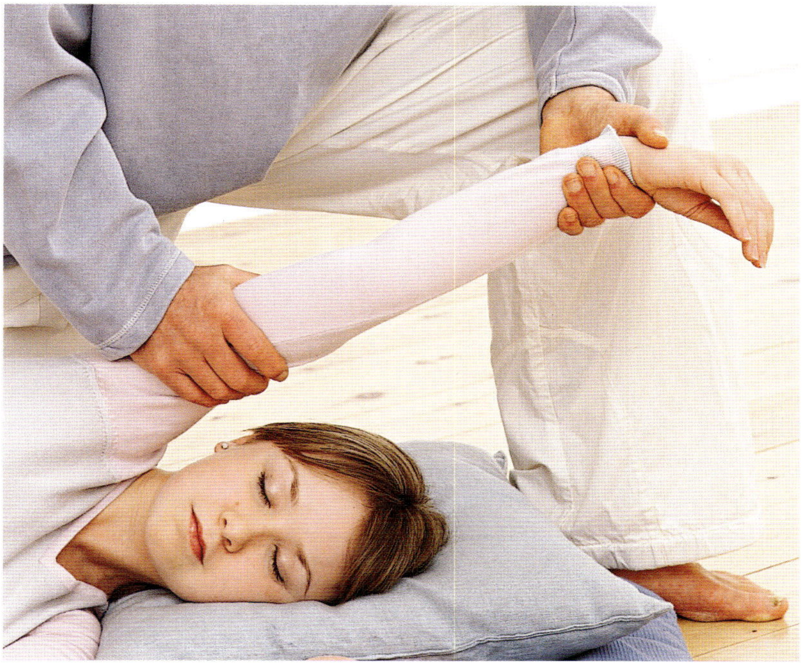

Part Two

はじめに

Introduction

指圧は、東洋医学の鍼《はり》やマッサージと同じルーツを持ち、発展してきた古代自然療法のひとつです。西洋では人体を機械的に捉えることに慣れている一方で、漢方医学では「生命エネルギー」、つまり「気」の見地から身体の働きを捉えます。私たちの体内の「エネルギー」の調子や流れのアンバランスを調整し、自ら病を治す力を高めることが東洋医学の基本です。指圧は治療の点、つまりツボを指で刺激することで、「気」の巡りを良くし、体調を整えていきます。指圧療法はあくまでもツボ療法のひとつですが、家庭で気軽にできることが利点です。本書を読めば、きっと指圧のテクニックを自分のものにすることができ、あなた自身の、そしてあなたの家族や友人の健康の手助けとなることでしょう。

「生命エネルギー」、つまり「気」は身体の機能を保ち、活動を維持させる源です。私たち一人ひとりの「気」は「宇宙の気」とつながっています。「宇宙の気」は私たちの周りを巡り、生きとし生けるものに生命力を与えています。また肺の呼吸で取り入れられる空気から作られる天空の気、飲食物として口から入り、消化作用で作られる精気があります。

漢方医学によると、「気」の質は心と感情の面、肉体的な面、そして精神面の相互のバランスにかかっていると考えられています。これらの３つの面がそれぞれ調和してはじめて、健康が享受できるのです。ところが、その１つに問題が生じると、例えば精神的なダメージとなったり、あるいはウイルス感染という悪い結果を招いたりします。ついに全体のバランスが崩れると、身体に調整の指示が出されます。その後、何度も調整のメッセージが続くと、それが「気」を苦しめ、時に、私たちの心、身体、感情が自ら回復し、調和を取り戻そうという力が弱められてしまいます。応答がとだえた時、結果として病気が現われるのです。

指圧はどのように作用するのか

指圧療法の基本は、親指やその他の指を使い、「気」が流れている「経絡《けいらく》」（子午線ともよばれる）に沿って点在するツボ（参照→ P.22 ～ 23）を刺激することによって、相手の「気」に働きかけることにあります。「経絡」が皮下の近くを流れるところに無数のツボが存在しています。特定のツボに手を施すことによって、「気」を強めたり、散らしたり、鎮めたりすることができます。施療者の手によって、「気」の流れがスムーズになり、心と身体のバランスが整えられると、いろいろな症状が和らげられていくのです。

「経絡」やツボは、何千年もの歴史を持つ中国の実践医療において、そしてより後の日本において、発見され、活用されるようになりました。「経絡」はそれぞれ特定の内臓器官と関連しています。例えば「大腸経」や「肺経」など、「経絡」の名前はそこから付けられています。各器官の健康状態が良いかどうかは、その関連する「経絡」内を「気」がスムーズに流れているかどうかにかかっています。「気」の巡りを良くし、身体全体の健康を取り戻していくのが指圧療法の目的です。これら漢方医学の基本的な考え方は第１部でさらに詳しく説明します。

指圧で身近な病気を癒す

東洋医学ではいつも病気の根底にある原因を探り、体内の「気」の流れや調子に一番の注意を払います。経験のある漢方医は一人ひとりの患者の必要に合わせて「治療のプラン」を立てていきます。友人のために指圧を始めたいと思っているあなたには、第２部で紹介されている、いろいろな症状の原因を考慮した上で立てられた治療のプランがきっと役に立つでしょう。健康上の悩みを抱えている友人のために、すぐにでき、かつ安全なこれらの治療のプランは、もっとも確実で効果的なアプローチのひとつです。とても早い時期に病気の症状を理解していれば、指圧によってその病気の進行を予防し、重症に至らなくてすむことが少なくありません。

本書は私たちの身近にあるもっとも一般的な病気を治療するための指圧のテクニックを解説したガイドブックですが、**決して専門的なヘルスケアに代わるものではないことをここであらためてしっかりと認識しておいてください**。エイズ、がんおよび心臓病などの重い病気や、肥満、高血圧症、糖尿病、アレルギー、アルコール依存症そして薬物中毒などの重い症状に悩んでいる友人には、経験の豊かなセラピストや専門医の診察を受けるよう、アドバイスすることが何よりも先決です。彼らには患者一人ひとりのニーズを熟知している医者の手が必要だからです。さてそこで、あなたにできることは何でしょうか。それは、このような病気や症状と関連した身体の不快を和らげる手助けをすることです。本書にある免疫組織を強くする治療プラン（P.46）、身体全体の調子を整えるプラン（P.38）、情緒不安を和らげるプラン（P.42）などを実践してみてください。またとくに心臓に悩みのある人、あるいは血圧に問題のある人に対しては、さらに64ページの循環を良くするテクニックを応用してみましょう。きっと驚くほどの効果が期待できるはずです。

やってみましょう

指圧は幅広い用途を持ち、いつでもどこでもあなたの都合に合わせて気軽にできるのが特徴です。また服を着たまま治療が受けられるので、職場でも戸外でもどこででも始められます。必要な道具と言えばあなたの両手だけ！　指圧の治療を受ける人は、床に布団、あるいは綿のマットを敷き、その上に横たわります。布団の代わりにタオルケットやタオルを折り曲げて使っても良いでしょう。指圧を施す人は、伝統的な治療法に従いながら、かつ気を楽にして行います。

指圧をする時、あなたも受け手もゆったりとした服を着てください。その方が治療の最中、より自由に動けるからです。本書のイラストのモデルは、必要最小限の服しか着ていませんが、これは指圧のツボをはっきりと示すためです。実際には、受け手は薄い一重の服を着ると良いでしょう。素肌よりは薄地の服を通しての方が、施療者が相手の肌の状態や感触に気を取られることなく、体内の「経絡」を流れる「気」の微妙な動きに集中できます。素材は綿をおすすめします。化学繊維だと「経絡」の「気」の流れに悪影響を及ぼす可能性があるからです。熟練した指圧師は患者の皮膚の下を流れる「気」の質を感じ取ることができると言われています。

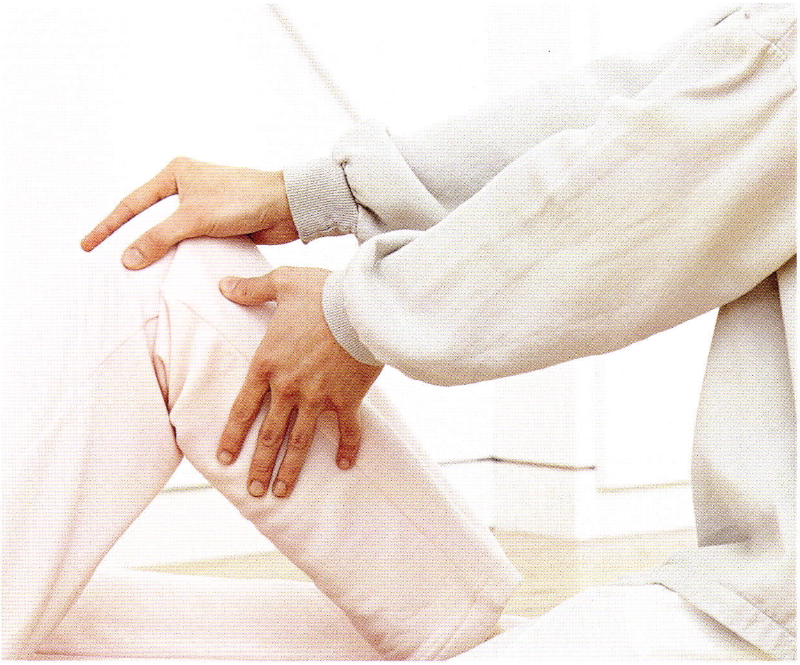

指圧を施す

指圧を施す時には、できるだけリラックスし、心を落ち着かせることが大切です。いま自分が何をしているのかを意識しながら、「宇宙の気」があなたの中に入ってくるよう、あなたが放っている「気」が再び戻ってくるよう、イメージしてみてください。あなたはより大きな宇宙的な治療のための１つの道具なのです。治療中は、とくに深く、静かな呼吸を行います。あなた自身の「気」は、あなたが治療している人の弱くなった「気」を強くする役割を担います。だからこそあなたの「気」や生命力は相手の「気」や生命力よりも強いことが、大前提となるのです。あなた自身、日頃から栄養バランスの取れた食生活を心がけ、「気」がつねに新しく、強く維持されるよう、規則正しい生活習慣を身に付けておきたいものです。

治療を始める前に、まず第１部の『経絡《けいらく》を広げるテクニック』を使います。指圧のツボを押すいろいろなテクニックについては、『指圧の前に』（P.28）で説明します。ほとんどのツボは身体の両側に左右対称にありますが、どの側でも治療が可能です（参照→ P.22 ～ 23）。患部にもっとも近いツボから始めるのが良いでしょう。第２部の治療プランで薦めているハーブや精油を、あなたの指圧治療に応用し、相乗効果を期待してみるのも良いでしょう。ハーブと精油については 30 ページから 31 ページにまとめられています。

指圧は自分のために施すことのできる自助療法でもあります。原点はまったく同じです。あなたは「宇宙の気」が自分の肉体を流れているのをイメージし、自分自身で「気」を強くしなければいけません。もちろん、あなたよりももっと強い「気」を放つことのできる医者や誰かに指圧してもらう時と同様の効果は望めません。背中の上部にあるツボなど、自分では手の届かないツボもあります。この場合には、まず横たわり、ゴルフボールでツボを刺激するのもひとつの手です。

幼児や子供たちにとっても、指圧はすばらしい効果を発揮してくれます。幼い子供たちはじっと座っているのは難しいでしょうから、できるだけ楽なように、また彼らが眠い時を見計らって始めると良いでしょう。子供たちにハーブや精油を使って指圧をしたいと思うなら、まず資格のある指圧師に相談してください。

治療後の心身の反応

指圧は身体にやさしい療法なので、治療の後、心身に対する副作用はまったくないと言われています。しかし、もし慢性化した（長い期間続いている）身体の不調の深いところに治療の手が達するなら、受け手が何らかの反応を示したとしてもごく自然なことです。長い間、滞っていた「気」が目覚め、突然動き始める時、それはたまった毒素をも動かします。身体はこれらの毒素自体を取り除こうとしますから、その作用がもとで、時に頭痛や吹き出物など、一連の肉体的な兆候が出ることがあります。次に心の反応はどうでしょうか。例えば、いらいらしたり、ふさぎ込んでいる人が治療を受けたさい、それが治療後の気持ちに多少の影響を与えることが考えられます。しかし、それでもなお彼または彼女が指圧の治療を望んでいるとしたら、このような心身の問題はすぐに解決されるものなので、どうぞ自信をもって指圧を続けてください。

指圧を控えたい時

指圧の安全性は確証されています。偶然に間違ったツボを押したとしても、そこを通っているエネルギーは１日か２日で、すぐに正常な状態に戻ります。もちろん、その間の副作用はありません。但し、次のような場合には指圧を控えなければいけません。炎症あるいは腫《は》れの部分、開いている傷の部分に指圧をしてはいけません。傷痕、腫《は》れもの、水膨れ、吹き出物、静脈瘤のある部分も避けます。こういう時には、できるだけ身体の反対側にある関連するツボを治療すれば良いのです。例えば、もし左足の内側に静脈瘤がある人には（**Sp 6【三陰交《さんいんこう》】**への刺激が必要）、右足にある同じツボを押すことで効果を促します。

さらに、高血圧症あるいは低血圧症の人に使ってはいけないツボが２つ、流産の原因となる疑いのある、妊娠中の人に使ってはいけないツボが３つあります（参照→ P.88 ～ 90）。本書では、これらのツボが出てくる箇所には『注意』を付けてあります。その都度、再確認してください。

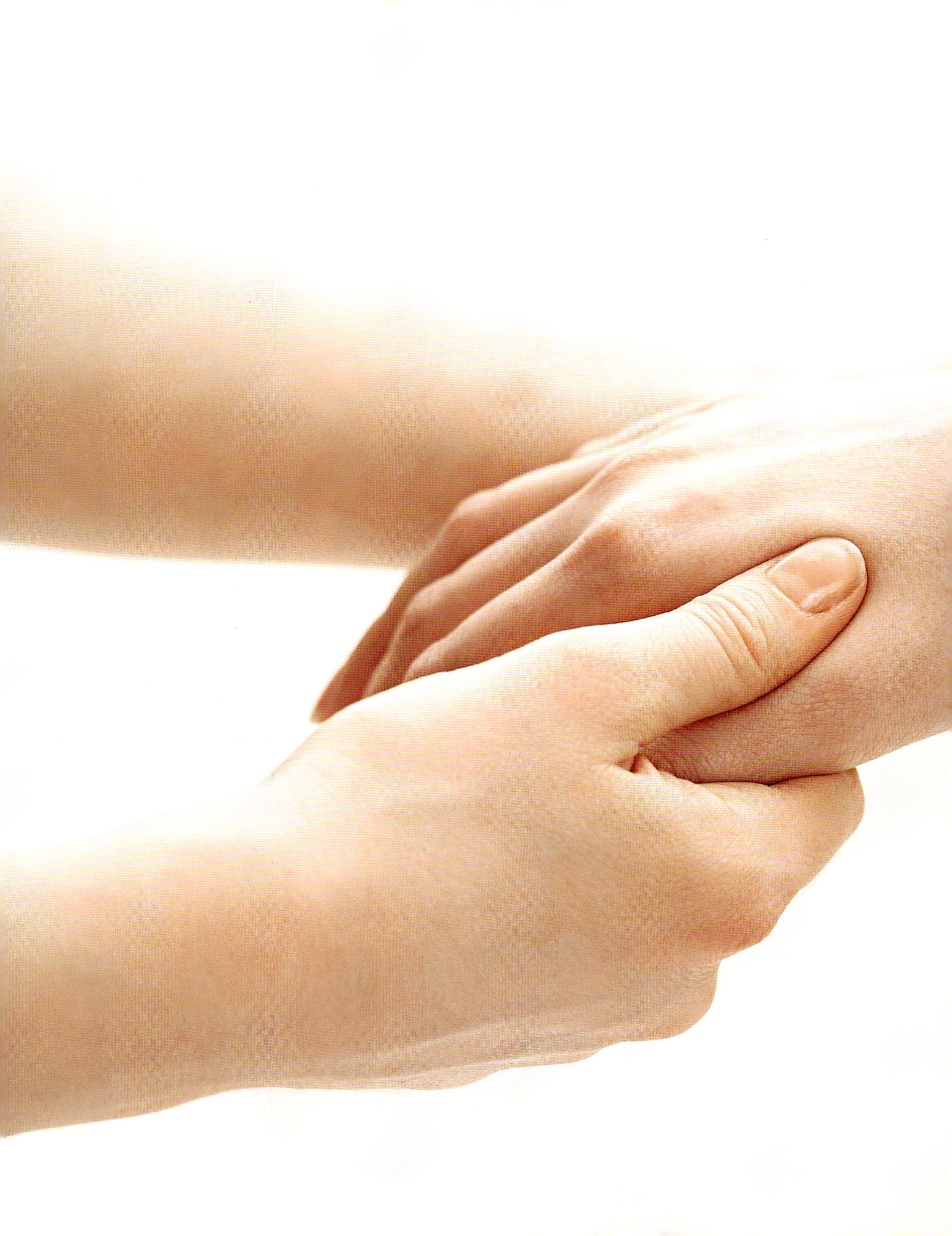

Part One

東洋医学——基本的な考え方

Oriental Medicine —— Basic Concepts

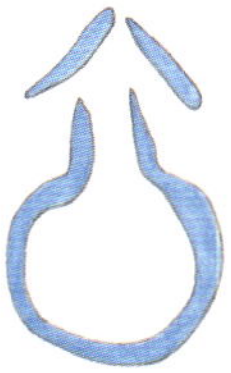

指圧を始める前に、漢方医学の診断や治療法についての知識を深めておきましょう。そうすることで、あなたは指圧の驚くべき効果をより深く理解できるようになり、あなたの指圧療法がもっと生きてくるでしょう。東洋医学と西洋医学では医療に対する基本的なアプローチの方法が大きく異なっています。

もちろん東洋医学でも西洋医学でも、扱っている病気や症状は同じです。しかし、東西の医者たちの診療の方法を比べて見ると、まったく違うことがわかります。西洋の医者は、病気の原因をウイルスなどの病原体とし、それを分離して考えます。病原を直接攻撃して排除することが西洋医学の考え方です。またさまざまな変性の病気など、原因が単純なものではない、あるいははっきりしない場合でも、あくまでも対症療法を行います。一方、漢方医学ではどうでしょうか。漢方の医者たちはまず患者の全身の様子を見ます。顔色、全体の印象、尿の色を見て、声の質を聞き（参照→ P.21）、問診を行います。患者は、食事、発熱など外に現れた兆候、あるいは西洋医学では気にとめないような些細《ささい》な症状について、一連の質問を受けます。医者はこれらを総合的に判断し、患者一人ひとりの“不調和《トラブル》のパターン”を作り上げます。漢方医学ではこれを「証《あかし》」と呼びます。そこで病気との関係が診断されるのです。読者の皆さんにはぜひ本書を通して、このユニークな漢方の方法を自分のものにしていただきたいと思います。もちろん漢方医学のあり方を完全にマスターするには数年かかりますが、本書はあなたにとっていま、実際に役立つことを教えていきます。まず、頭痛、ぜんそく、あるいは消化不良など、各症状を正しく診断すること（参照→第２部『身近な症状や病気を和らげる指圧』)、さらに本書で紹介されている治療のプランを一つひとつ実践することがその第一歩です。本書の治療のプランは、症状別におもな原因を分析した上で、立てられています。

私たちの身体、心、そして精神はそれぞれにつながり合っているという考えが東洋医学の根本的な考え方です。この相互依存の関係はいろいろなところでうかがい知ることができます。心の問題は身体に影響しますし、同時に身体的症状は感情や精神に影響するものです。そこで漢方医は身体の外に現れた症状を内面と切り離して見るのではなく、全体の存在のなかでの不調和の反応として捉えます。医者は治療を施すだけではなく、さらに毎日の生活習慣を見直すよう、患者の心身のバランスを妨害している患者自身の弱点を強くするよう、アドバイスしていきます。指圧は、身体、心、そして精神の調和を取り戻す手助けとして驚くべき効力を発揮します。

臓腑《ぞうふ》の機能

東洋医学では、内臓器官の機能をより広い意味で解釈します。ここでもホリスティックなものの見方が根づいています。例えば、東洋医学でいう「腎《じん》」という臓腑は、西洋医学における解剖学上の腎臓《じんぞう》よりももっと広い意味を持っています。東洋の医者によれば、「腎」は水分の代謝だけではなく、生命エネルギーの源、成長、発育に関与し、骨や脳と関係があり、また意志と記憶作用の源と捉えられます。本書では東洋医学における意味と西洋の医者が使っている厳密な解剖学的意味との違いを強調するために、東洋医学の「臓腑」にはすべて「」を付けました。これらには、西洋医学における意味よりももっと広い意味合いが含まれます。

「エネルギー」の重要性

生命「エネルギー」の流れは指圧療法の重要なポイントであり、私たちの健康にとって欠かせないものです。中国ではこの「エネルギー」を「気《き》」と呼んでいます。「気」は私たちの「精神」だけではなく、「臓腑」、「血《けつ》」、そして「津液《しんえき》（水《すい》）」の必要を満たしています。また思考活動から、誕生、成長を通して死に至るまでの生命の過程を担っています。あなたの身体が健康な時、あなたの「気」は豊かに、そしてなめらかに流れています。あなたの「気」が不足したり、ブロックされたりすると、結果として心身に異常が現れます。滞ってしまった「気」の流れを良くし、弱い「気」を強め、そして「気」の働き過ぎを鎮めることが、これから学ぶ指圧療法の目的です。

「経絡《けいらく》」

東洋医学の理論によると、「気」は皮下を走る「経絡」に沿って巡っています。12 本の「経絡」は身体の特定の「臓腑」と関連しながら、無数の点でつながっています。「経絡」は、例えば「肝経《かんけい》」、「膀胱《ぼうこう》経」、「大腸経」など、関連している「臓腑」にちなんで名前が付けられています。これらの経絡に沿って点在しているのが、ツボです。この特定の点を指圧することで、もっとも簡単な方法で「気」をうまく操作することができるのです（参照→ P.20）。言い換えれば、ツボを押すことによって、「気」の流れをスムーズにしたり、強くしたり、鎮めたりすることができるというわけです。この作用はツボ刺激のテクニックにかかっています（参照→ P.29）。例えば、**St36【足の三里《さんり》】**というツボは、ひざから下へ指 4 本分、脛骨《けいこつ》の外側に位置していますが、このツボの表記を見るとわかるように、これは“**St**”、つまり英語の“Stomach（胃）”の略で、「胃」と関係していることがわかります。このツボを適切なテクニックで指圧すると、あなたの「胃」さらに「脾《ひ》」の機能が強まり、消化作用を促進する効果があります。

「陰」と「陽」

私たちの健康は、「経絡」に沿った「気」のスムーズな流れにかかっていると考えられています。「気」がなめらかに流れるためには、健康な心と身体を持ち、良識のある人格を備え、さまざまな面におけるバランスが保たれていなければいけません。中国の人たちは、「陰」と「陽」という概念を用いて、このバランスを表現します。「陰」の第一義的な意味は日影の部分です。それが冷、休止、敏感、消極性、暗さ、内、下降、内的、減少、そして女性的、といった意味合いを含む用語として使われます。反対に「陽」の第一義的な意味は日なたです。さらに暖、熱、激励、動、活動、興奮、積極性、明るさ、外、上昇、外的、増加、そして男性的、といった意味合いを含みます。このように「陰」と「陽」は正反対の性質を持っています（参照→ P.17）。宇宙におけるすべてのものは「陰」と「陽」の両面を持っているとし、完全にどちらか一方というものはありません。これらの2つの相反する力の相互作用によって「気」が生まれます。「気」の「陰陽」のバランスが良い時、私たちは健康を享受することができます。逆に、心身の「陰陽」のバランスが崩れると、同時に「気」が停滞し、その結果、健康に害が及ぼされます。

治療のプラン

熟練した医者は患者の不調和のパターンから「陰陽」のバランスがどうなっているのかを診断し、各人に合った治療のプランを決めます。まず、ある症状について、身体のどの「臓腑《ぞうふ》」からの警告かを認識し、どの「経絡《けいらく》」とツボを刺激すればいいのかをはっきりさせます。「臓腑」と「経絡」の詳しい関係については、21ページにある関連図を参照してください。次に、医者はどのテクニックを使うのかを決めます。これは「気」がブロックされているのか、不足しているのか、超過しているのかによって決まります。不足した「気」は強め、停滞した「気」は散らされ、あふれ出た「気」は鎮められます。優れた医者は患者の症状から、「気」がブロックされているのか、あふれているのか、あるいは不足しているのかを見極めることができます。例えば、無気力は全身の「気」が不足している症状です。また、失禁やむくみは「腎《じん》」の「気」の不足が原因となります。もし「腎」の「気」が不足しているのではなく、ブロックされたり、超過しているのであれば、また違った症状が出てくるはずです。「気」を強める、散らす、鎮めるテクニックについては29ページで詳しく説明します。本書の治療のプランには、一つひとつのツボの治療に関して、どのテクニックを使えば良いのか、はっきりと示されています。

症状を見て、治療のプランを立てる漢方療法の手技をマスターするには何年かかるか知れません。しかし、たとえ指圧をこれから始めようとしている人でも、自分自身の、そしてパートナーの健康を取り戻すきっかけを作ることができます。どうぞ、自信をもって始めてください。第2部では、いろいろな症状や病気のもっとも一般的な原因をもとにして、治療のプランが立てられています。

本書をできるだけ有効にお使いください。ただ、あなたは医者の代わりではありません。あなたにできることは手助けし、できないことは謙虚な気持ちで専門医のアドバイスを求めましょう。大切な心構えです。

「陰」と「陽」

Yin and Yang

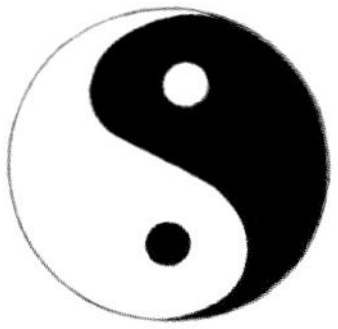

東洋医学の起源をたどると、紀元前約600年のころ、老子によって説かれた道教の哲学に行き着きます。人間は自然の一部だという信念が道教の基本原理です。これは一時も絶え間なく変化している大自然の営みを私たち人間は一瞬、一瞬経験させられているということを意味します。言い換えれば、この自然の移り変わりと流れこそが現実の世界です。私たち人間は毎日の生活の中に、そして周りの事物の中に永遠を創造しようとしてやみませんが、真実は流れの中にこそあるのです。その絶えない変化の中にいかにバランスの状態を維持していくのか、私たちの重要な課題のひとつです。逆説すれば、私たちに安定と幸福の感情を与えてくれるのはこのバランスなのです。心身のバランスこそが健康の源です。

漢方医学の理論は変化のパターンのなかに、ある一定の論理を求めます。これらを説明するために、古代中国において「陰陽」の哲理が生まれました。「陰」と「陽」という概念はすべての事物の性質、事物と事物の相互関係、そして宇宙を象徴します。宇宙の万物は「陰」と「陽」の両方の性質を兼ね備えています。「陰」と「陽」は相対的には正反対の概念ですが、互いになくてはならない関係を持っています。

あなたの身体の「陰の気」と「陽の気」のバランスはあなたの健康状態を表すバロメーターです。一般的には「陰陽」の「気」のバランスは次の4つに分けられます。

1.「陰」と「陽」の「気」のバランス、質とも正常。健康状態は良好。
2.「陰の気」は正常、「陽の気」は超過。「熱」を生じ、動き過ぎの原因となる。
3.「陽の気」は正常、「陰の気」は不足。「熱」（とくに夜間）を生じ、元気がない。
4.「陰の気」は正常、「陽の気」は不足。無気力、冷え、悪循環の原因となる。

次のページの図は「陰陽」のアンバランス（上記2番〜4番）がどのようにあなたの健康に影響すると考えられるかを示してします。鎮める、強める、そして散らす指圧のテクニックについては29ページで説明します。右図からわかることは、「陽」の不足は「陰」タイプの症状を導き、「陰」の不足は「陽」タイプの症状を引き起こすということです。自然界においては両極ということはないため、100パーセント「陰」、または100パーセント「陽」というものは存在しません。「陰」と「陽」の性質はつねに相互関係を持ち、相対的に決められます。例えば、温水は冷水よりも「陽」ですが、蒸気よりは「陰」という具合です。「陰陽」の性質は右図にまとめられています。

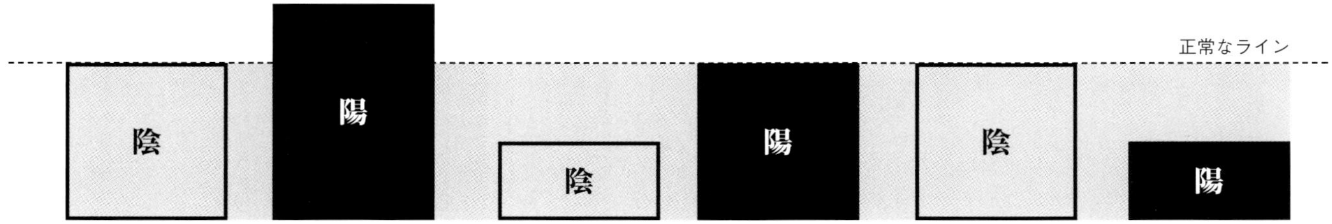

「陽」が多い（「陰」は正常）

「気」が全体的にあふれています。この結果、「熱」を発生し、動き過ぎ、働き過ぎとなります。顔は丸々と、紅潮し、時に横柄な性格の持ち主に多く見られます。

散らす、鎮める指圧が効果的。あふれた「気」が停滞し、オーバーしていることが考えられます。

「陰」が不足（「陽」は正常）

「気」が全体的に不足しています。この結果、「熱」が“空っぽ”になります。「陰」の冷たい性質が少なくなっています。不眠症、唇の乾燥、興奮といった症状を訴え、「陽」が多い状態と似ています。

ツボと「経絡」を強める指圧が効果的。全体的に不足した「気」を補います。

「陽」が不足（「陰」は正常）

「気」が全体的に不足しています。「陽」の温かい性質がなくなり、冷えの原因となります。疲れ、循環が悪いなどの症状が表れます。時に身体に「湿」あるいは「痰」が侵入しやすくなります。カタル、嚢胞、包嚢、あるいは腫れの原因となります。

ツボと「経絡」を強める指圧が効果的。全体的に不足した「気」を補います。「陽」の不足により温かさが欠乏しているからです。

付記：「陰」が多い、「陽」は正常という状態は、「陽」が多い状態と似ていますが、きわめてまれなケースなので、ここでは省略しました。

「陰」と「陽」の調和

陰	陽
陰	光
女性	男性
月	太陽
休息	活動
有形	無形
収縮	拡大
軟	硬

「陰」と「陽」の体内での現われ方

陰	陽
腹	背
六臓	六腑
臓腑	皮膚、筋肉
血、津液	氣
湿	乾
遅い	速い
冷たい	暖かい
下降	上昇

「陰」と「陽」の症状

陰	陽
慢性病	急性病
徐々に始まる	急に始まる
青白い顔	赤ら顔
喉の渇きはない	喉が渇く
下痢	便秘
冷たい	熱い
眠い	休めない、不眠症

本書で紹介されている指圧療法は、「陰陽」のバランスを整えることをもっとも重要なポイントのひとつとします。次の4つのテクニックのいずれかを応用していきます。

1. 「陽の気」を強める
2. 「陰の気」を強める
3. あふれた「陽の気」を散らす、鎮める、あるいは取り除く
4. あふれた「陰の気」を散らす、鎮める、あるいは取り除く（まれな例）

病気の原因

The causes of disease

本書からできるだけ多くのことを習得したいと思っているあなたへ、ここで伝統的な東洋医学が病気の原因をどのように捉えるのかをつきとめてみましょう。東洋の医者たちは病気の症状と直接向かい合ったりはしません。まずその病気に潜んでいる原因を見ようとします。「気」、「陰」、そして「陽」の乱れを重視します。

漢方医学では、病気の原因を３つに分けて考えます。内因（感情の乱れ）、外因（天候）そしてその他の要因として、細菌、有毒物質、外傷、食事、そして薬物の影響などがあります。

感情が原因となっている症状や病気はとても深いところに根付いており、治療がもっとも困難です。おもな症状は後述します。

外因は季節や気候に関連しています。とくにあなたの抵抗力が低下している時、天候、季節の外気によって体調が乱されます。ここ最近では、環境汚染、細菌なども天候と同様、重要な病因のひとつとみなされてきています。天候が身体に及ぼす影響は次のページで説明します。

細菌や食事などが原因になっている場合は、治療がもっとも簡単です。とはいえ、もしそれを放っておくと、症状は悪化します。そうなってからでは、外因、内因がもとになった病気と同じく、根の深い治療が必要となります。

なぜこのような症状が出ているのか、その原因をつきとめることが、指圧の効果を高める大切なステップとなります。正しい診断と適切な治療をしてこそ、あなたのパートナーが心身の健康を取り戻し、「気」の巡りを回復させ、「陰陽」のバランスを整える良いきっかけになれるのです。

内因（感情の乱れ）

感情が乱れると、体内の「臓腑《ぞうふ》」に影響を及ぼします。怒りの感情を何年も抱いたままというのは、明らかに健康に有害です。東洋医学では、感情に対して、直接向き合い、戦うことはさらなる反発を起こしかねないと考え、しばらく様子を見ることが何よりも大切だとします。まず、自分の内なる感情に気付き、そしてそれをあるがまま受け入れます。目を閉じて静かに考え、感情が自然に治まっていくのを待ちます。

喜《き》

基本的には、喜びは心をゆるやかにし、心身を強めます。しかし、度を過ぎた喜びは、「心」をひどく刺激します。心が休まらない、動悸《どうき》、不眠症、そして口や舌の潰瘍《かいよう》の原因となります。

恐《きょう》

恐怖感から自信喪失までを恐れの感情とします。これは「腎《じん》」の「エネルギー」を減少させます。とくに冷たい「陰」が不足します。動悸、寝汗、口の乾燥そして喉《のど》の渇《かわ》きを起こし、子供たちの夜尿症の原因となります。

怒《ど》

恨みから強い憎しみまで、怒りの感情は「肝」の「エネルギー」を傷つけてしまいます。怒って逆上する、あるいは怒りがおさまらない、というような状態は、「気」を頭に上昇させます。その結果、頭痛、耳鳴り、渇《かわ》き、目まい、あるいは嘔吐《おうと》を起こします。さらに、傷ついた「肝」の「エネルギー」が「脾」の消化機能と衝突すると、下痢を起こします。とくに食事中のイライラは下痢を悪化させます。怒りあるいは憎しみの感情が抑圧されると、慢性の憂うつ症を誘発します。

悲《ひ》

悲しみの感情は、「肺」の「エネルギー」が不足したために起こります。「気」を吸収し、それを全身に運搬する「肺」の力が弱められた状態です。悲しみは「気」を疲れさせ、とくに「心」に悪い影響を及ぼします。疲れ、息切れ、憂うつ、また涙もろくなるなどの症状を訴えます。女性については「心」が傷つき、「血《けつ》」が不足することによって、月経停止を起こすことがあります。

憂《ゆう》——考え過ぎおよび心配

考え過ぎ、働き過ぎは「脾《ひ》」の「エネルギー」をひどく消耗させます。消化作用が鈍くなり、疲労、下痢便、食欲不振を起こします。心配は息切れ、不安、首や肩の凝りを招きます。

驚《きょう》——精神的ショック

驚きは「心」の「気」を突然、しかも極度に消耗させます。息切れや動悸《どうき》といった症状を訴えることがあります。また、精神的なショックにより、「心」とつながっている「精神」のバランスが崩れると不眠症になります。「腎《じん》」の「エネルギー」が消耗し、とくに冷たい「陰」が弱まると、目まい、寝汗、あるいは耳鳴りを起こします。

外因（天候）

季節や気候の変わり目になぜか体調が悪くなる、といったことはありませんか。とくに抵抗力が弱くなっている時などは、症状がよく表れるようです。症状は原因となっている天候状態に似ています。

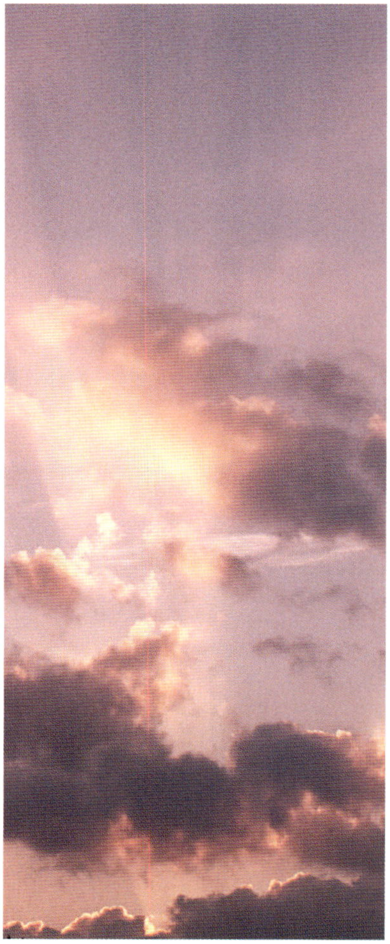

風《ふう》

「風」に関連する症状は圧倒的に頭部に表れます。突風のように、急激に変化するのが特徴です。一般的に、首の凝り、鼻水、くしゃみ、せき、風にあたるのを嫌うなどの症状を訴えます。「風」は直接、「経絡《けいらく》」に入り、とくに「肝経」に影響します。関節の硬直、関節の痛み、身体のあちらこちらが痛い、片頭痛の原因となります。

寒《かん》

寒い日には身体の組織が収縮するため、「血」の循環が悪くなり、硬直、冷え、痛みを起こします。症状がもっともよく表れるのが手足、肩、腰の部分です。胃に「寒」が入ると、嘔吐《おうと》を起こします。腸に入った「寒」は腹痛、下痢を起こし、子宮に入ると激しい月経痛を起こします。また薄く、透明、水っぽい、そして冷たい粘膜が付いた便は、明らかに「寒」の症状です。

湿《しつ》

湿度の高い日に現れる症状は重くてやっかいなものが多いようです。「湿」は足から入り、頭へ向かって上昇していきます。女性の生殖器に至ると、膣内感染を起こします。腸に入ると下痢便、膀胱《ぼうこう》に入ると頻尿、排尿時の痛み、尿困難を起こします。「経絡」に侵入すると、関節が腫《は》れたり、痛んだりします。これらの症状は「湿」によって、「脾《ひ》」の機能が弱められたことが原因です。飲食物の栄養分を運搬する「脾」の働きが鈍くなり、痰《たん》や体液が停滞した状態です。

燥《そう》

唇、口、舌および喉《のど》の乾燥、便が固い、尿が少ないといった症状は、すべて体液の不足が原因です。「燥」は渇き、汗、頭痛、そして暑さを嫌うなどの症状を起こします。精神錯乱、言葉が不明瞭《りょう》、休まらない、あるいは意識不明といった極度の重症に陥るケースもあります。

「経絡」とツボ

The Channels and pressure points

「経絡《けいらく》」（子午線とも呼ばれる）の道筋を通って、「気」は全身をくまなく循環しています。主要な「経絡」は12本あり、それぞれが特定の「臓腑」の機能とつながっています。その他、胴体から頭部にかけて、身体の背部と腹部で上昇する奇経《きけい》と呼ばれる2本のラインがあります（参照→P.22～23）。「経絡」の道筋は体内を通り、身体の周りをつなぐ輪状の回路になっています。そのルートは皮下と体内の深いところを行き来しながら、「臓腑」を通過します。網の目状になった「経絡」のネットワークが身体の至るところに張り巡らされているおかげで、遠く離れたところでも相互のつながりが保持できるのです。2つの「経絡」がペアを組んでおり、その1つは「陰」で、もう1つは「陽」の性質を持ちます（参照→P.16～17）。次のページの表は、「臓腑」と「経絡」を「陰陽」に分けた上で、それぞれの機能をまとめたものです。

ツボ

指圧の点、つまりツボは「経絡」への出入り口です。「経絡」を流れる「気」が皮膚のもっとも近くを通るところにツボが点在しているので、そこへ指圧の刺激を与えていきます。ツボの位置については、22～23ページのイラスト、第2部の治療のプランの中の説明、巻末の『ツボの名称と位置』（P.88～91）を参照してください。

指圧点（ツボ）は「エネルギー」用語として、その形は物理的に考えられるものではありませんが、何とかイメージしてみましょう。入り口が小さく中が広い、まさしく「壷《つぼ》」の形が考えられます。日本語の漢字はその形を象徴しています（参照→左のイラスト）。

ツボ刺激のテクニック、「経絡」を流れる「気」を強め、散らし、鎮める3つのテクニックについては、29ページで説明します。

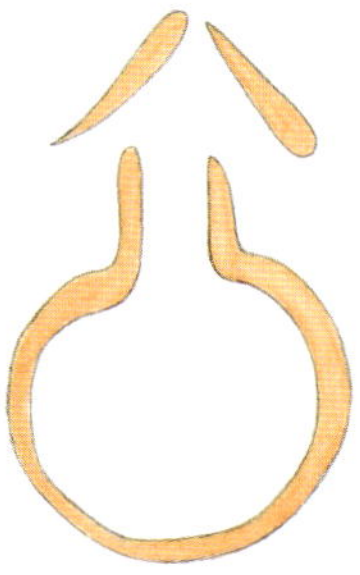

右のページの下の表は五行の色体表と言われるもので、古代中国における宇宙観を自然と人間、身体と病気、診断と治療などに当てはめ展開したものです。五行とは、中国古来の哲理にいう、宇宙における万物組成の元素のことですが、「経絡《けいらく》」もこの五行に支配されていると捉えられています。その他、季節、感情、体質などと「五臓五腑」（ここでは六臓六腑）との対応関係がこの表を見れば一目瞭《りょう》然です。

さて表の見方として、ここで示されている病症が完全に当てはまる典型的なタイプの人はむしろ少ないかもしれません。例えば、一人の人について、ある色に対する好みや（とても好きか、極端に嫌うかなど）、ある感情が表に現れやすいかどうか、あるいはある感覚器の調子はどうか（匂《にお》いに鈍感な人は鼻の項目でチェック）など、その人の傾向を当てはめていけば良いのです。

もし1つの「経絡」に関連して、3つ以上の傾向が当てはまるならば、その「経絡」のアンバランス（トラブル）が指摘されます。一般的に言えば、空気の乾燥した日に体調が悪くなる人は、悲しみの強い人で、しゃべり方は悲しそうな、訴えるような感じ、皮膚の症状に悩んでいたりします。このタイプの人には「肺経《はいけい》」あるいは「大腸経」のツボ指圧がもっとも効果的です。

熟練した医者はこのようなすべてのつながりを全体的に考慮した上で、患者一人ひとりの「不調和のパターン」（参照→P.13）を作成します。本書の第2部にある治療のプランもまた、これらの関連をもとに作られたものです。

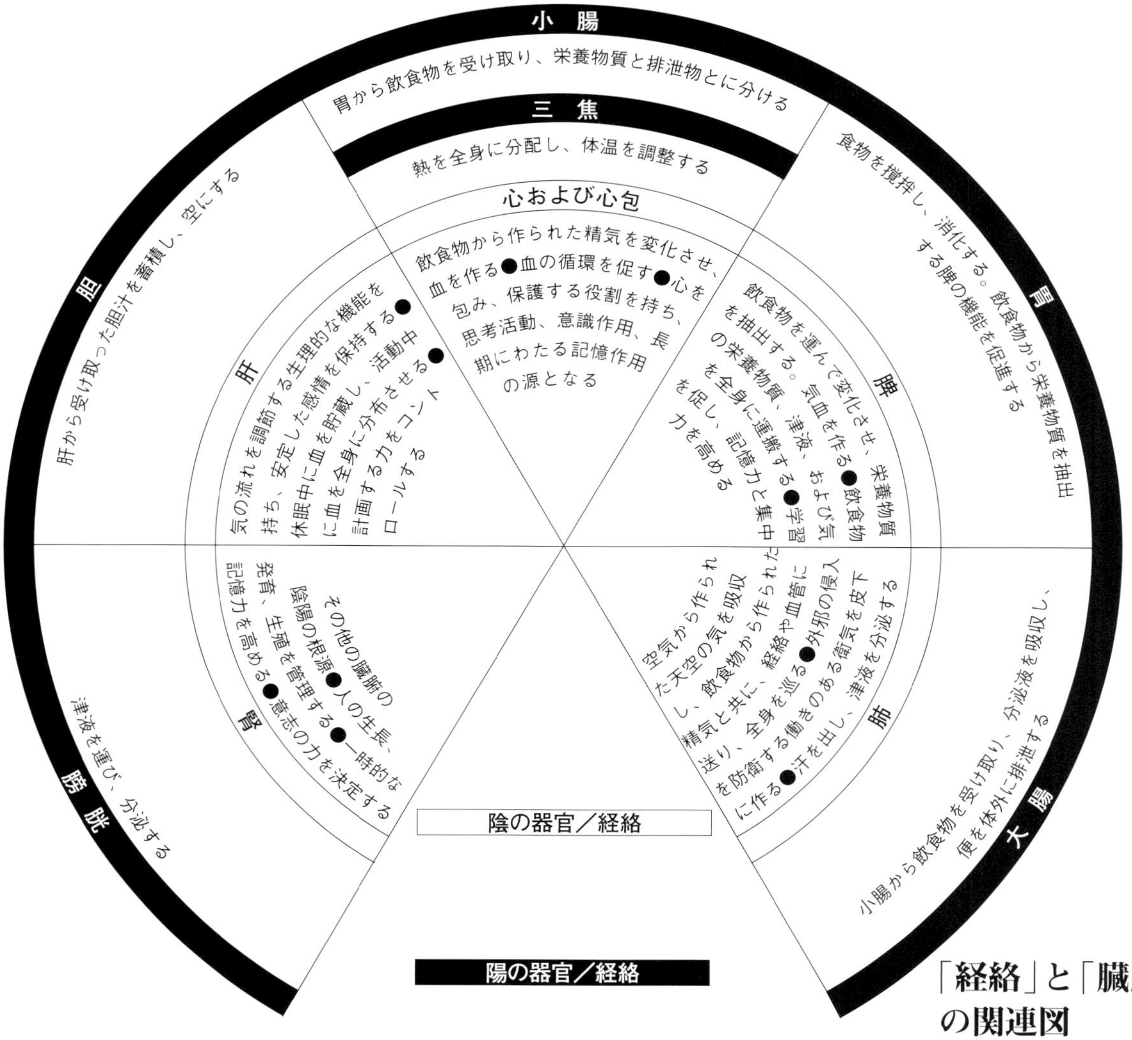

「経絡」と「臓腑」の関連図

	肺 **大腸**	脾 **胃**	心／心包 **小腸／三焦**	肝 **胆**	腎 **膀胱**
五行	金	土	火	木	水
季節	秋	土用	夏	春	冬
色	白	黄	赤	青	黒
感覚器	鼻	口	舌	目	耳
体の構成	皮毛	肌肉	血脈	筋腱	骨
声色や音	哭（かなしみなく）	歌（うたう）	言（ものいう）	呼（よびさけぶ）	呻（うなる）
感情	悲	思	喜	怒	恐
臭い	腥（なまぐさい）	香（かんばしい）	焦（こげくさい）	臊(あぶらくさい)	腐（くされくさい）
季節の外気	燥	湿	熱	風	寒

「経絡」とツボ *The Channels and pressure points*

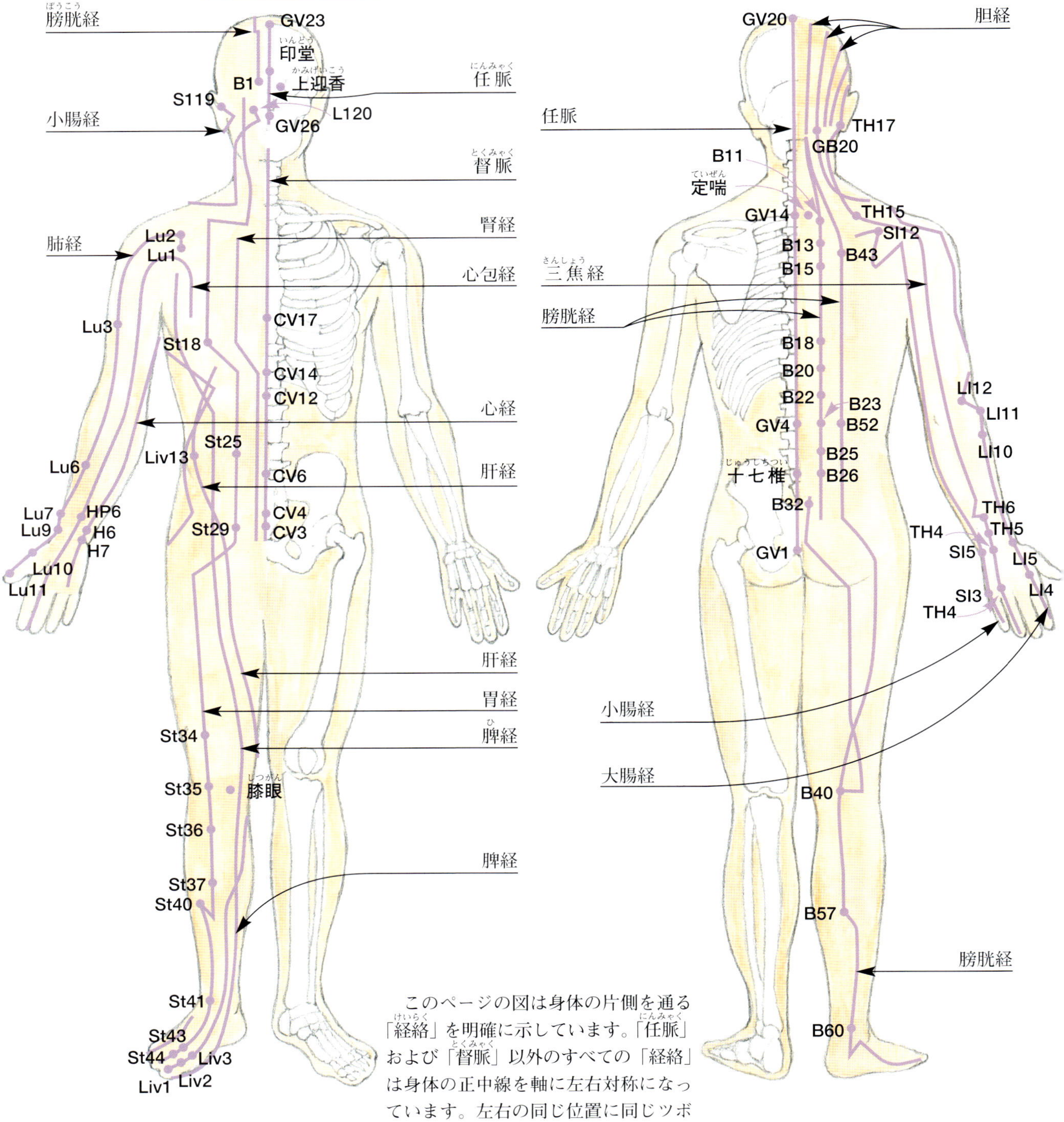

このページの図は身体の片側を通る「経絡《けいらく》」を明確に示しています。「任脈《にんみゃく》」および「督脈《とくみゃく》」以外のすべての「経絡」は身体の正中線を軸に左右対称になっています。左右の同じ位置に同じツボを見つけることができます。

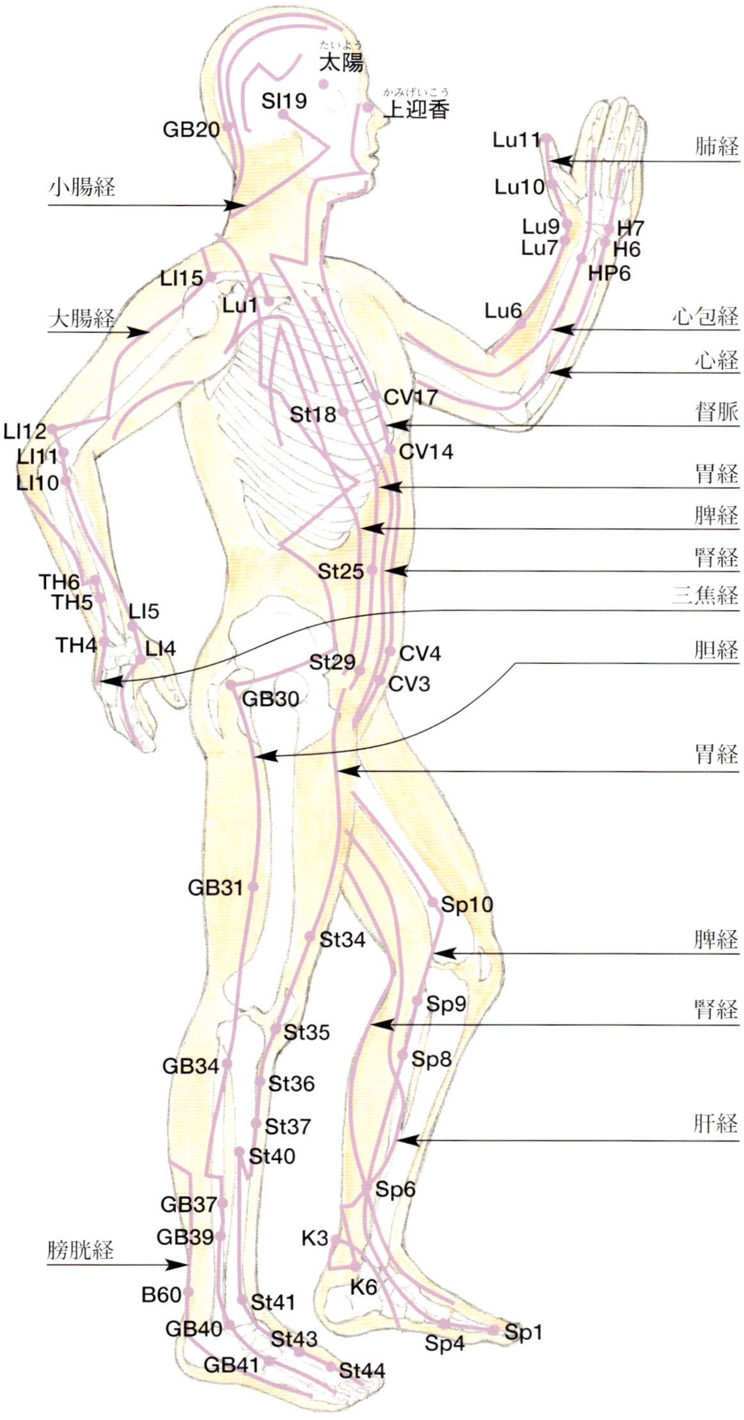

ツボ名に付いている数字

「経絡」には「陰」または「陽」の性質があります（参照→ P.21）。「陰の気」は大地から来るので、「陰」の経絡のツボの番号は足から始まり、頭に向かって上がります。「陽の気」は天から来るので、「陽」の経絡のツボは頭部から始まり、足に向かって降りていきます。

「経絡」は広いネットワークを持ち、相互につながりを持っています。第 2 部の治療のプランでは、この「経絡」同士の関係を重視しながら、もっとも効果的なツボ指圧の治療法を紹介します。「経絡」はすべて 1 つのつながりだという東洋医学の考え方がここで生きています。

ツボの位置

ツボの位置をマスターするためには、慣れることが一番です。まず、本書の治療のプランの中にある説明を読んでください。また、24 ～ 27 ページにある『主要なツボ』のイラストを見れば、骨の構造がもっとはっきりイメージできるでしょう。88 ～ 91 ページでは、本書で使われているツボの名称と位置がすべてまとめられています。91 ページの解剖図を参考に、身体全体の骨格の構造と名称に慣れておくことも大切です。

1 日のリズム

「気」は 1 日 24 時間のサイクルの中で 12 本の「経絡」を一巡します。下記は「経絡」の略字ですが、「気」の流れる順番に並んでいます。「気」は午前 3 時から午前 5 時までの時間に「肺経」をもっとも勢いよく流れます。「気」は各「経絡」を 2 時間のリズムで全身を巡ります。

略字	Lu	肺経
	LI	大腸経
	St	胃経
	Sp	脾《ひ》経
	H	心経
	SI	小腸経
	B	膀胱《ぼうこう》経
	K	腎経
	HP	心包経
	TH	三焦《さんしょう》経
	GB	胆経
	Liv	肝経
	CV	督脈《とくみゃく》
	GV	任脈《にんみゃく》

主要なツボ

Major acupressure points

ツボの数は660個以上あるといわれていますが、その内の365個が22～23ページの図の通り、「十二正経《せいけい》」の上に位置しています。第2部で使われているツボは97個。また、本書でもっともよく使われている主要な12個のツボについては、これから24～27ページで詳しく取り上げます。これらのツボは「経絡《けいらく》」のネットワークのなかでもとくに強いつながりがあり、その刺激は遠くまで波及します。また特別な効力を持っており、指圧の効果が長く持続します。ツボ刺激のテクニックについては29ページでまとめて説明します。

主要なツボの探し方のポイントですが、下記の5つのイラストを参考にしながら、骨格の構造と位置をつかんでおきましょう。さらに「経絡」の図（P.22～23）と一緒に見れば、主要なツボがもっと身近に感じられるはずです。

◎**注意**：妊娠中は**LI4【合谷《ごうこく》】**および**Sp6【三陰交《さんいんこう》】**の刺激を避けること。流産の原因となる危険があります。

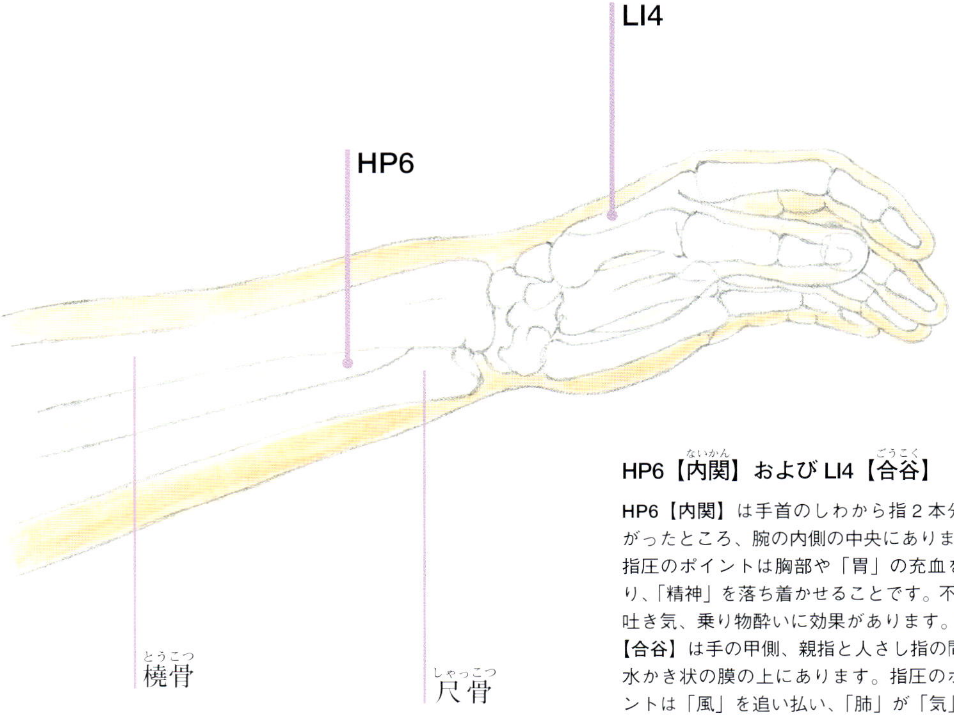

HP6【内関《ないかん》】およびLI4【合谷《ごうこく》】

HP6【内関】は手首のしわから指2本分上がったところ、腕の内側の中央にあります。指圧のポイントは胸部や「胃」の充血を取り、「精神」を落ち着かせることです。不安、吐き気、乗り物酔いに効果があります。**LI4【合谷】**は手の甲側、親指と人さし指の間の水かき状の膜の上にあります。指圧のポイントは「風」を追い払い、「肺」が「気」を体表に運ぶ働きを促すことです。頭痛、歯痛、副鼻腔《びこう》炎、風邪、上半身の痛みに効果があります。

注意：妊娠中は**LI4【合谷】**の刺激を避けること。

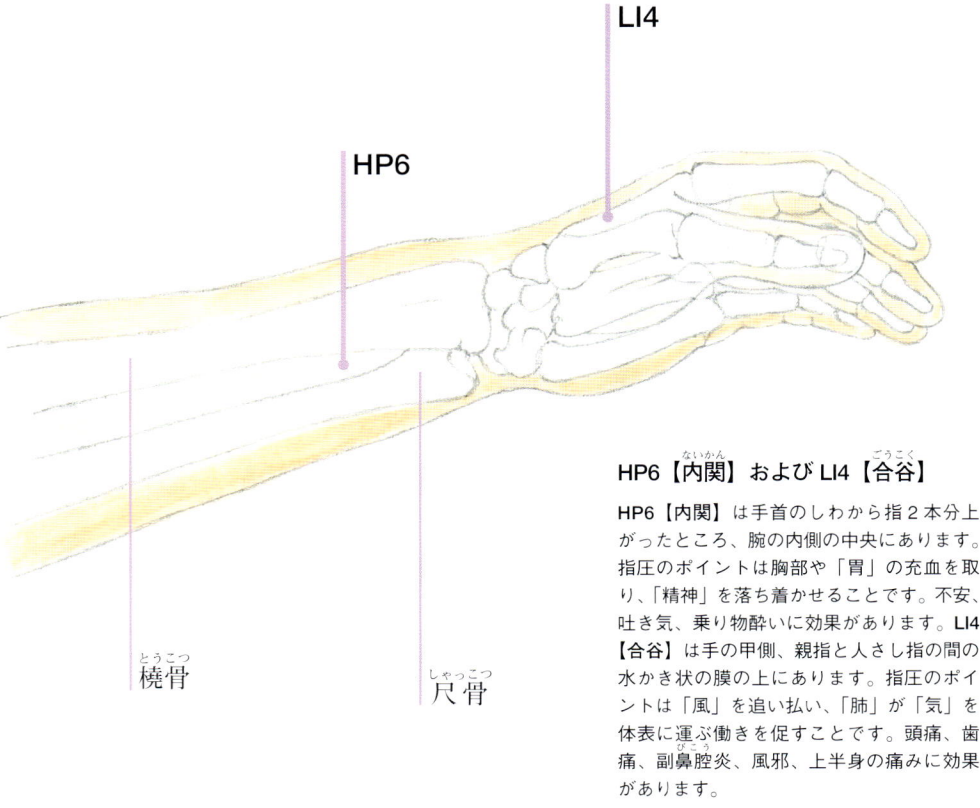

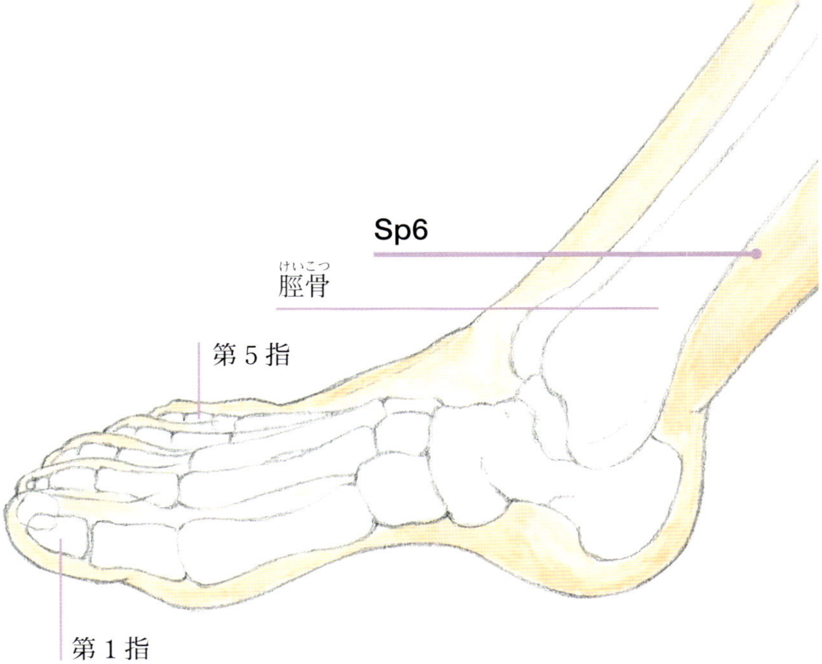

Sp6【三陰交《さんいんこう》】

このツボは内くるぶしの骨から上へ指4本分のところにあります。ちょうど脛骨の後方です。このツボは「肝経」および「腎経」とつながっており、足を走る「陰」の「経絡」を強めます。指圧のポイントは「気血」の循環と生成を刺激し、「湿」を取り除くことです。消化不良、月経痛、不妊症、不眠症、および貧血に効果的で、安産のツボとよばれています。

注意：妊娠中は **Sp6【三陰交】** の指圧を避けること。

GB34【陽陵泉《ようりょうせん》】、St36【足の三里《さんり》】および Liv3【太衝《たいしょう》】

GB34【陽陵泉】 は膝《ひざ》関節の下、脚の外側のくぼんでいるところ、脛骨の上側、前下にあります。これは筋肉および腱《けん》の故障全般によく効く特効ツボです。指圧のポイントは「肝」を鎮め、「肝経」や「胆経」から「湿熱」を追い払うこと。**St36【足の三里】** は膝蓋骨から下へ指4本分のところ、脛骨の外側にあります。指圧のポイントは「胃」および「脾《ひ》」のバランスを促進し、「気血」を整えること。消化不良、不安、頭痛、脚の痛み、循環が悪いといった症状に効きます。**Liv3【太衝】** は足の甲側、親指と第2指の間、骨と骨の接点の溝の部分にあります。指圧のポイントは「肝」を整え、「気血」の巡りを良くし、「肝」が「血」を蓄える働きを助長することです。片頭痛、月経痛、食欲不振、いらいら、および不眠症に効果があります。

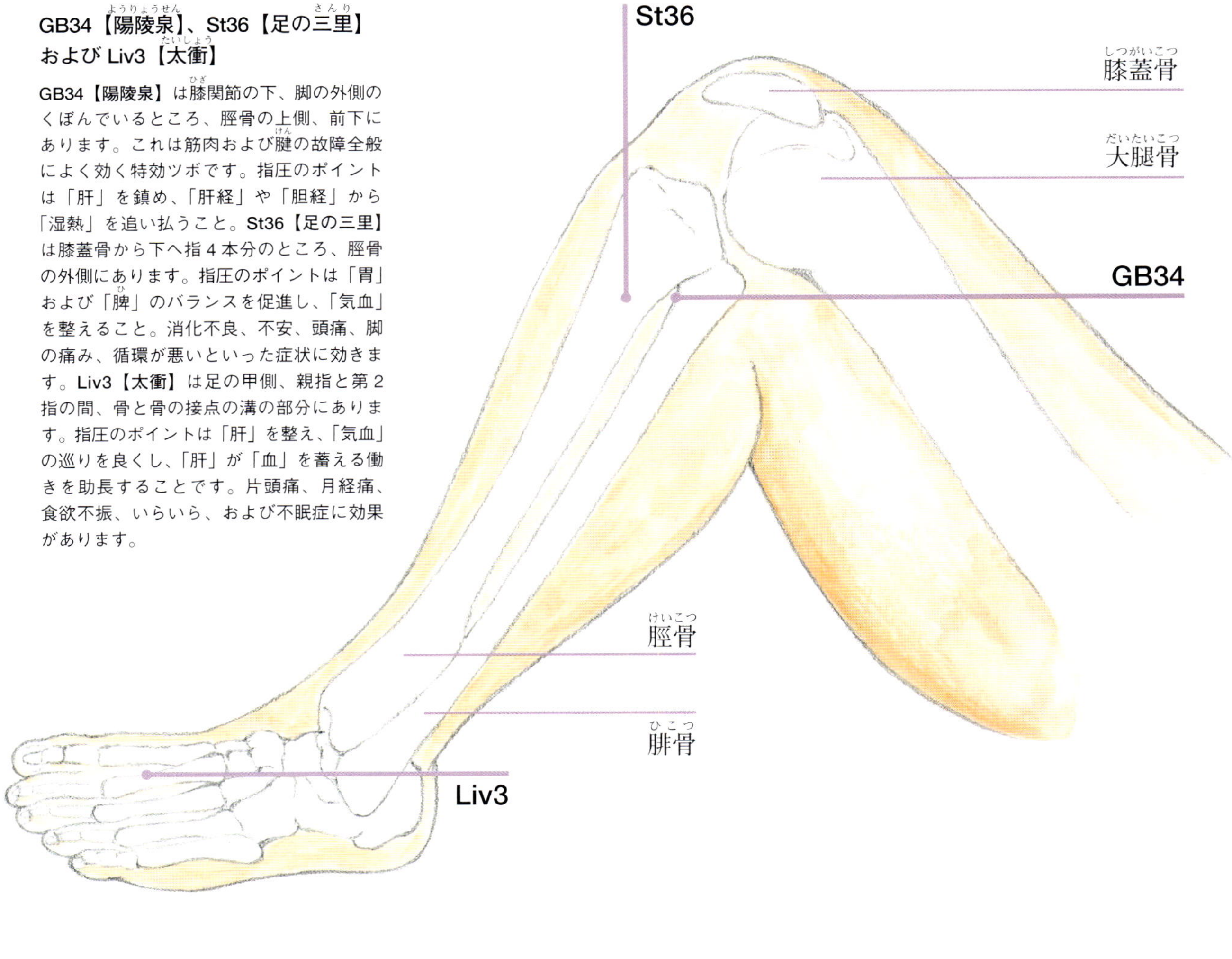

CV4【関元《かんげん》】および CV6【気海《きかい》】

CV4【関元】は腹部の正中線上、へそから下へ指４本分のところにあります。このツボは「肝経」、「脾経」、「腎経」および「督脈」と関連があります。指圧のポイントは「血」を活発にし、女性の月経のリズムを整えること。虚弱体質、月経不順に効果があります。**CV6【気海】**は腹部の正中線上、へそから下へ指２本分のところにあります。指圧のポイントは「気」の巡りを整え、「湿」を追い払うことです。虚弱体質に効き目を表します。このツボをお香（参照→ P.29）で温めても良いでしょう。その時にはツボの皮膚下 3cm にあなたの内なる意識を集中させる練習をしてみましょう。

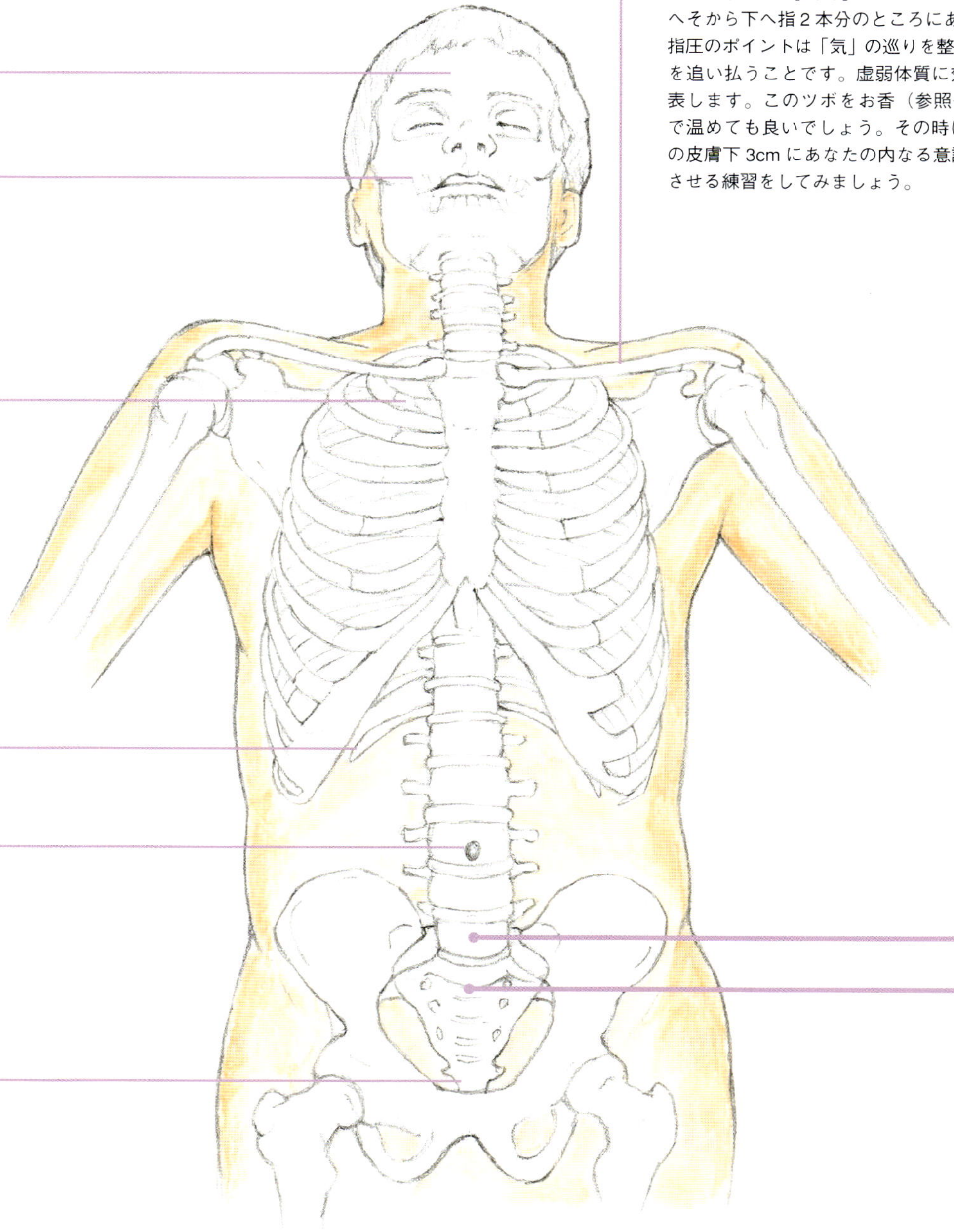

GB20【風池《ふうち》】

このツボは頭蓋《がい》骨の下、首の後ろにある筋肉のくぼんだところにあります。耳の下、骨が突出した部分の下です。指圧のポイントは「風」を払い、「肝経」を静め、頭部に集まった「気」を散らすことです。頭痛、風邪、副鼻《びこう》腔炎、緊張、および頭部の充血に優れた効果を表します。

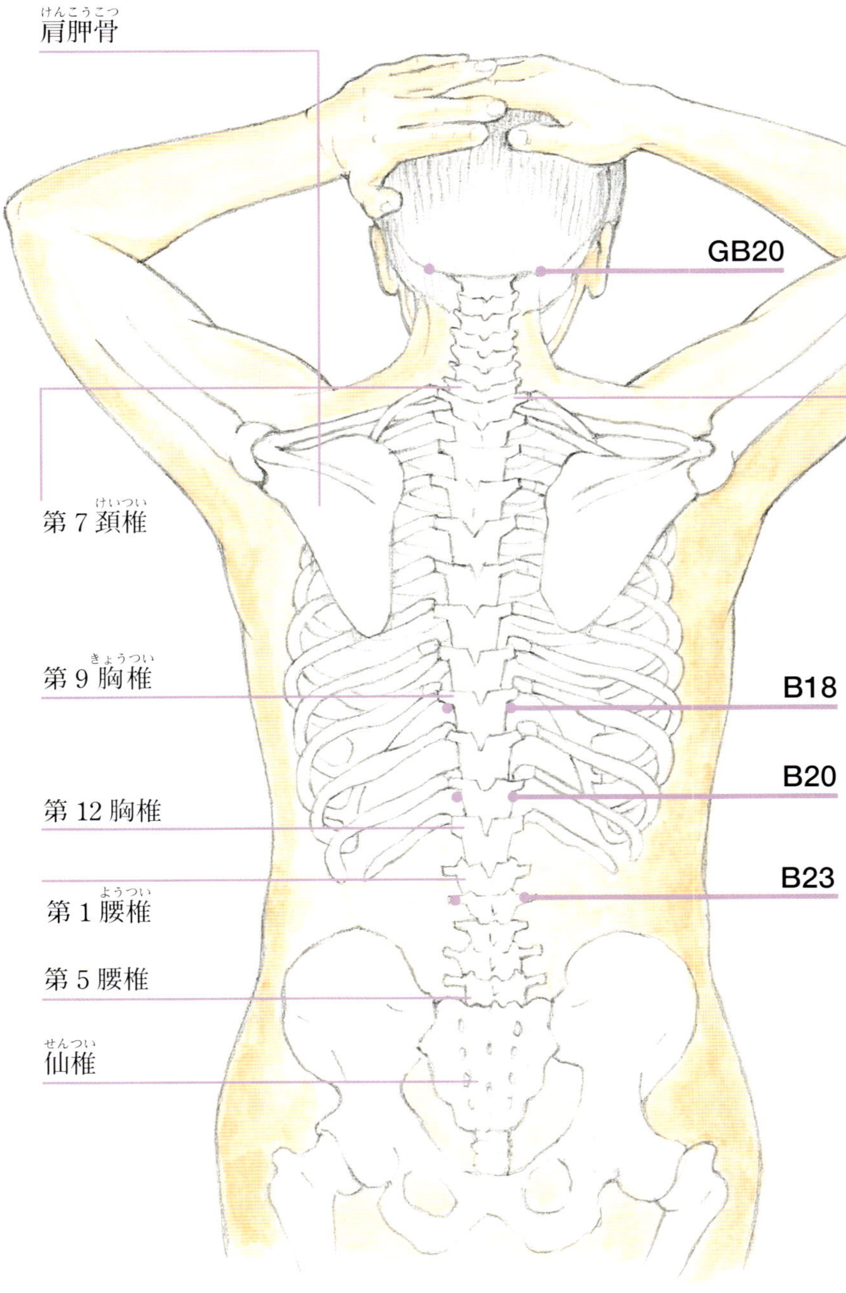

B23【腎兪《じんゆ》】、B20【脾兪《ひゆ》】および B18【肝兪《かんゆ》】

B23【腎兪】は脊柱《せきちゅう》から左右両側に指 2 本分のところ、第 2 腰椎《ようつい》と第 3 腰椎の高さにあります。このツボを探すには、脊柱の一番下、第 5 腰椎から、腰椎と仙椎《せんつい》の継ぎ目を上へ 3 個、数えます。指圧のポイントは体内の「陰陽」の源である「腎」を強めることです。**B20【脾兪】**は脊柱から左右両側に指 2 本分のところ、第 11 胸椎《きょうつい》と第 12 胸椎の高さにあります。**B23【腎兪】**から上へ行くと、第 2 腰椎、第 1 腰椎、そして第 12 胸椎です。このツボを刺激することで「気血」を作る源である「脾」を強めます。**B18【肝兪】**は脊柱から左右両側に指 2 本分のところ、第 9 胸椎と第 10 胸椎の高さにあります。**B18【肝兪】**は、**B20【脾兪】**から脊柱を 2 個分上がったところにあります。このツボを刺激し、「肝」を整え、停滞した「気」を散らし、「血《けつ》」の巡りを促進します。

指圧の前に

Preparing to treat

指圧療法の効果を上げるためには、あなたもあなたのパートナーも、リラックスし、気持ちを安らかに持つことが大切です。もし、あなたが緊張していたら、パートナーもそれを感じ、同じように緊張してしまいます。

全身をリラックスさせるためには、まず、お腹のリラックスから始めます。ゆっくりと深呼吸をし、お腹が膨らんだり、縮んだりするそのリズムを感じながら、お腹に意識を集中させます。お腹がリラックスすると、身体の他の部分の緊張も自然にほぐれてきます。

治療をする人も受ける人もゆったりとした服装が良いでしょう（参照→ P.5 および P.9）。指圧を受ける人は床にマットを敷き、その上に横たわります（参照→ P.9）。

片手で指圧をする時でも、もう片方の手を相手の身体のどこかに添え、相手を支えてあげましょう。両手があまり離れないようにします。理想的なのは、同じ「経絡《けいらく》」上に置くことです（参照→ P.22 ～ 23）。施療者は自分の手と身体を通って「気」が巡っていく様子を、頭でイメージしながら、指圧を行います。

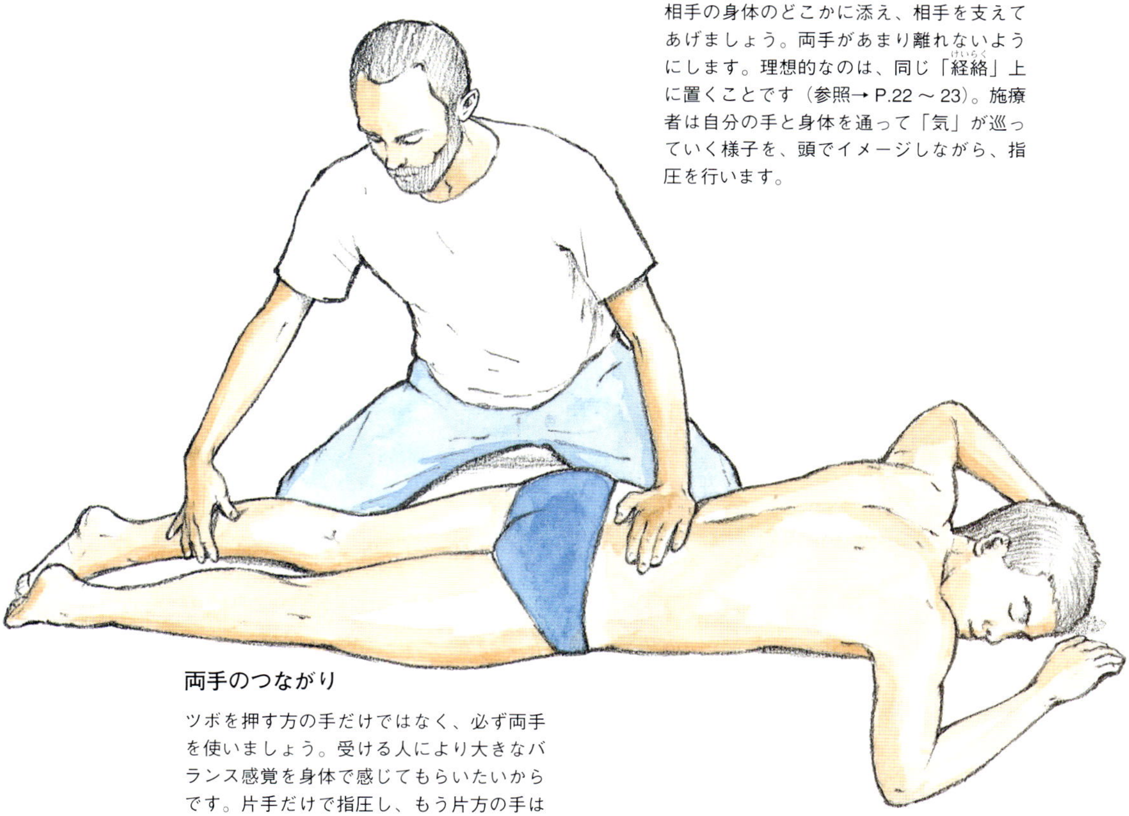

両手のつながり

ツボを押す方の手だけではなく、必ず両手を使いましょう。受ける人により大きなバランス感覚を身体で感じてもらいたいからです。片手だけで指圧し、もう片方の手は宙ぶらりんでは、何となく相手は押し付けがまく感じてしまうようです。治療中は両手がずっと相手の身体のどこかに触れているよう、心がけてください。そうすることで、相手の身体全体があなたの治療に巻き込まれます。あなたとあなたのパートナーは、実際に触れている個々のツボの点だけでつながっているのではありません。例えば、相手のそばにひざまずく時には、あなたのひざを相手にもたれさせるように置くと良いでしょう。もちろん、あなたが窮屈な思いをしては効果的な指圧は望めません。

ツボ刺激のテクニック

ツボ刺激のテクニックには３つあります。強める、散らす、そして鎮めるです。この３つのテクニックを使って、心身のバランスを取り戻し、「気」の流れを強くしていきます。

指圧の基本は、弱い「気」なら強める、停滞し、“よどんだ”「気」なら散らす、勢いの強い「気」なら鎮めます。第２部で紹介する治療のプランは、各症状別にツボを強めるのか、鎮めるのか、散らすのか、はっきりと示されています。ツボの探し方は各プランの中で説明されています。88 ～ 91 ページの『ツボの名称と位置』、24 ～ 27 ページの『主要なツボ』のイラストも一緒に参考にしてください。

指圧を始める時には、両腕の力を抜き、リラックスさせ、指圧するツボに向かって腕を曲げます。ツボはとても敏感です。相手に苦痛を感じさせないように気を付けましょう。あなたの力の具合については、素直に相手に聞くと良いでしょう。

効果を最大限に高めるためには、指示された通りにツボを指圧するようにしてください。局部的な疾患に対しては、例えば、特定の場所にできたけがを治療したい場合には、とくに患部を重点的に指圧していきます

慢性（長く続く）の症状に対しては、指圧は１日おきに行います。急性（一時的）の症状に対しては、毎日、２回行います。いずれの場合でも症状が良くなるまで、指圧を続けます。

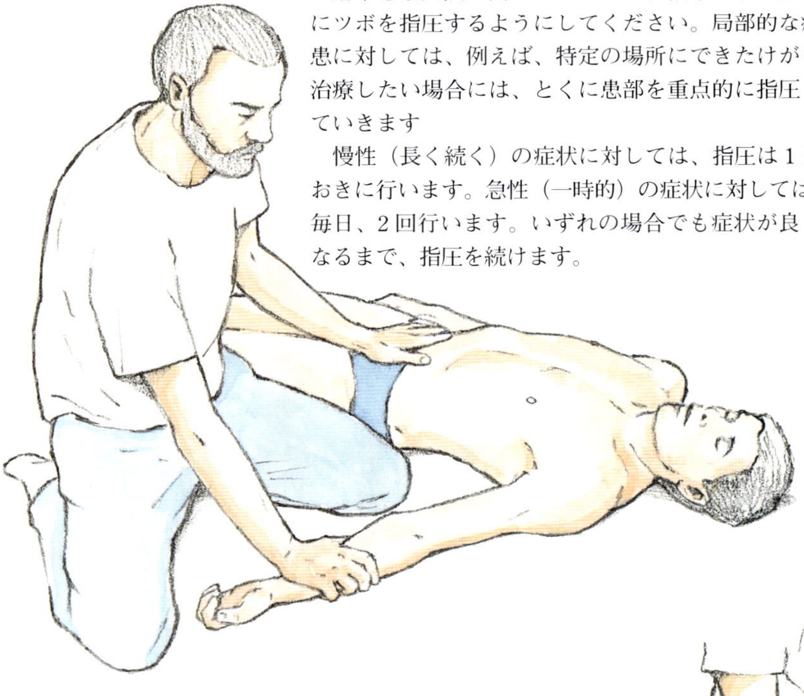

鎮めるテクニック

鎮めるとは、手のひら全体で、ツボを覆い、または軽く動かしながらツボを押すテクニックのことです。やさしくなでるような感じで、約２分間、続けます。

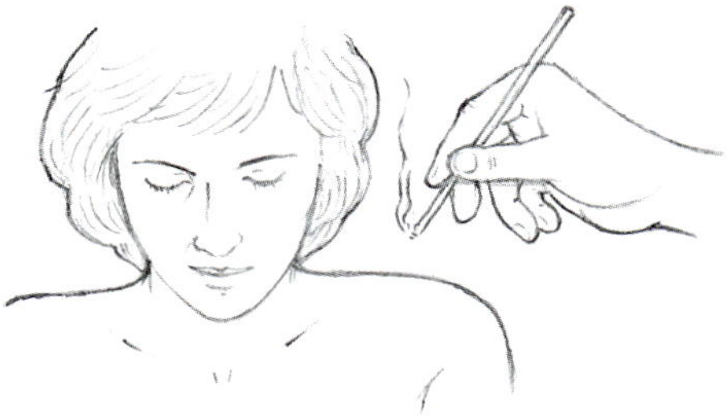

お香で温める

これは強めるテクニックのひとつです。火を付けたお香をツボから 2cm の距離まで近づけ、ツボの周辺が気持ち良い程度に温かくなったら離します。

強めるテクニック
および散らすテクニック

強めるとは、親指あるいは指先を使って、安定した力を加えながら、ツボに向かって垂直に押すテクニックのことです。力をゆるめずに、約２分間、続けます。ツボを強めている間、「気」でいっぱいになった壷《つぼ》の形をイメージしながら行うと良いと言われています（参照→ P.20）。治療のプランによっては、肘《ひじ》（参照→ P.49）、あるいは親指の爪《つめ》を使って強める場合もあります。そこでは、より安定した力を加える必要があるからです。

散らすとは、親指あるいは指先で円を描きながら、ツボを押すテクニックです。あるいは上下に動かす場合もあります。約２分間、続けます。これにより、「経絡《けいらく》」を巡る「気」の流れをスムーズにします。

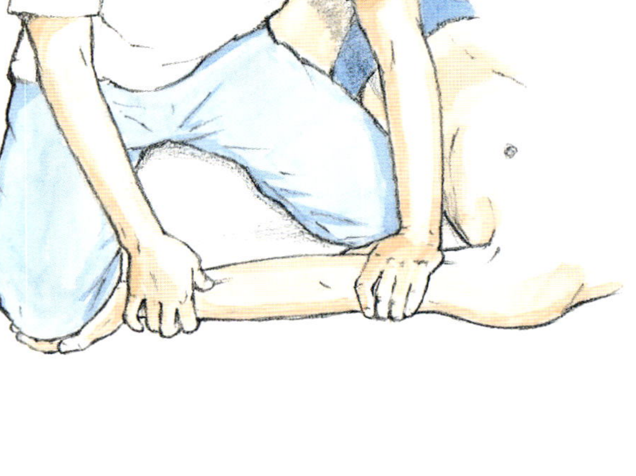

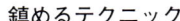

ハーブと精油

Herbs and oils

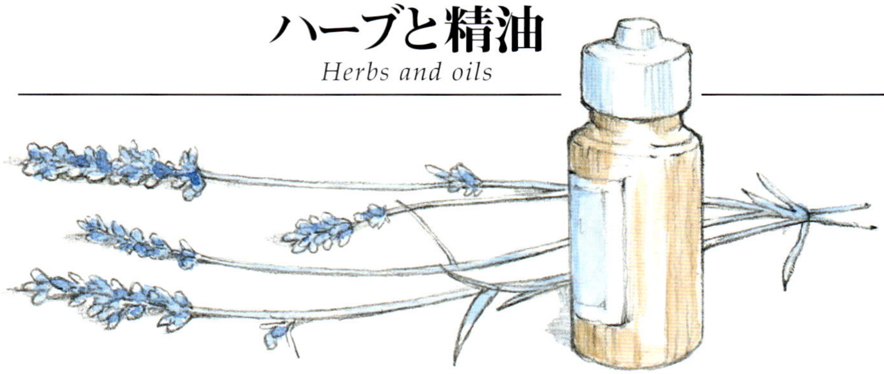

あなたの指圧療法の効果をより高めるために、ハーブと精油（エッセンシャルオイル）を使ってみてはいかがでしょうか。ハーブ療法は、伝統的な漢方医学の中の漢方薬療法と似ています。本書で紹介されているハーブと精油は、西洋のハーブ療法で使われているもので、西洋の地域でも簡単に入手できるものばかりです。症状別にお勧めしたいハーブと精油を第２部の各治療のプランで取り上げます。

使用方法

ハーブと精油はいろいろな用途があります。ハーブも精油も同じように使えるのが、芳香浴と湿布です。その他にもハーブはハーブティーやパップに、精油はマッサージや吸入に応用できます。それぞれの使用法については次のページを参照してください。精油の内服は認められておりません。湿布やパップの効用は、外傷や精神的症状を癒すことです。これらを患部に 15 ～ 20 分間、当てます。慢性の症状にはこれを毎日１回ずつ続けてください。急性の症状には毎日２回ずつ行うと良いでしょう。ハーブティーはとくに内臓の疾患に効き目を表します。本書でお勧めしているハーブはすべてハーブティーにして飲んでも安全なものばかりです。もし、あるブレンドティーがあまり口に合わないなら、そのブレンドから何種類か取り除いてみてください。また、毎日１～２回、15 ～ 20 分間のハーブや精油を使った芳香浴は、内臓の疾患と外傷の両方に効果があります。

炭酸アンモニアの使用が勧められているところでは、まず、あなたがその匂いをかぎ、刺激を試してみてください。古いものは鼻をつくほどの刺激臭があり、近くでは使えません。この場合には、指圧を受ける人から 5cm ほど離して使います。

ハーブと精油の取り扱いには十分注意する必要があります。ハーブや精油は、他の薬と同様、強い効力があるからです。幼児に使用する場合には、使用の前に必ず、資格をもつ医師の指示に従ってください。また、妊娠中に使用してはいけないハーブや精油があります。流産の原因となる可能性があるからです。本書では、安全性を確認していただくために、使用を避けたいハーブや精油が出てくる箇所には、注意が付されています。

ハーブ

ドライハーブは、ハーブティー、入浴剤、湿布あるいはパップなどに使えます。ハーブ療法はどれも心身にやさしく、準備も簡単、しかも安全です。第2部の治療のプランにあるお勧めのハーブから最高4種類まで選び、各同量を混ぜて使います。用途は次の通りです。

ハーブティー

葉と花の混ざったハーブ、スプーン1杯につき、沸騰させたお湯カップ1杯を注ぎます。すぐにカップにフタをして、5～10分間待ちます。根あるいは皮（つぶしたもの）のハーブティーは、ハーブ、スプーン1杯につき、カップ1杯のお湯を注ぎ、10～15分間待ちます。お茶を漉《こ》したら、好みではちみつを加えます。ミルクや砂糖はハーブティには適当ではありません。症状が緩和するまで、1日に3回、飲むと良いでしょう。

パップ

粉末状のハーブ数種をそれぞれ同量ずつ混ぜます。患部に合わせて、適量をお湯で溶いてペースト状にします。そのハーブのペーストを殺菌したガーゼに広げ、その上にもう1枚のガーゼを置きます。このパップ剤を患部にあてがい、患部をできるだけ温めます。パップ剤が冷たくなったら、別の殺菌ガーゼを使って同様に繰り返します。

芳香浴

まずハーブティを作り、それをバスタブに入れ、お湯をよくかき混ぜてから入ります。

湿布

まずハーブティを準備します。殺菌したガーゼをその中に浸し、軽く絞って患部に張ります。ガーゼが冷たくなったら、もう1枚の殺菌ガーゼを使って同様に繰り返します。

精油

精油（エッセンシャルオイル）の使用法には、マッサージ、吸入、芳香浴、湿布などがあります。純度100％の精油をそのまま使用することは避け、必ず希釈して使います。マッサージオイルを作るには、精油をベースオイルで希釈します。芳香浴剤、湿布、吸入剤は、精油をお湯に入れて作ります。マッサージオイルは、通常、50mlのベースオイルに対して、5～10滴の精油（最高4種類まで）を加えます。ベースオイルには、ウィートジャーム、アボカド、スウィートアーモンド、サンフラワーなどの精油が適しています。純度100％で、未精製のベースオイルの使用をお勧めします。1回のブレンドで作るオイルは50mlだけにします。冷暗所で保存し、1～2ヵ月で使い切るようにしましょう。

マッサージ

マッサージオイルで患部とツボをマッサージします。

芳香浴

精油を最高7滴、お湯を張ったバスタブに入れ、よくかき混ぜてから入ります。

湿布

1種類または組み合わせた精油を2～3滴（合計7滴まで）、100mlのお湯に入れます。清潔な木綿の布をそのお湯に軽く浸します。余分な水分を絞ったらすぐに、患部にあてがい、そこを温めます。湿布が冷えたら、新しい布を使って繰り返します。

吸入

洗面器にお湯を張り、1種類あるいは組み合わせた精油を2～3滴（合計5滴まで）加えます。椅子《いす》やベッドのそばにその洗面器を置き、蒸気を胸に吸い込みます。

「経絡」を広げるテクニック

Channel-opening techniques

あなたが治療しようとしている「経絡《けいらく》」を“広げる”ことによって、あなたの指圧療法に相乗効果がもたらされます。これは「経絡」と体表（皮膚）のつながりをもっと深めるテクニックです。まず治療のプラン（参照→ P.15）を読み、どの「経絡」に働きかければいいのかを確認します。

ある1つの「経絡」を広げるためには、あなたは「与える人」として、治療を受ける人にいろいろな姿勢を取ってもらわなければいけません。32 ～ 35 ページでは、各「経絡」を広げるために、受け手の腕や脚の適切なポジションがまとめられています。まず手の「経絡」を広げる場合の腕の位置（下記参照）、次に足の「経絡」を広げる場合の脚の位置（P.34 ～ 35）です。施療者はとくに両手の置き方に気を付け、イラストをまねながら実際にやってみましょう。サポートのコツは徐々につかんでいくようにしましょう。

「経絡」が広がると、ツボの働きが促進され、また指圧に敏感になってきます。「経絡」を広げるテクニックでわずかながらも身体の組織が伸びたら、「経絡」が通りやすくなります。すると当然、「気」の流れもスムーズになり、滞りがなくなるというわけです。もし、受ける人が指示された姿勢で心地よく感じるなら、あなたがツボを刺激している間、彼または彼女はその態勢のままじっと動かないでしょう。もし態勢を少し変えてあげたいとしても、とりあえず2～3秒間はそのままの位置を保ちます。ひと呼吸置いてから、もっと心地よい態勢を作ってあげることがコツです。こうすることで、「経絡」は徐々に広がっていきます。さらにあなたの治療の効果も次第に高まってくるはずです。

2つ以上の「経絡」を広げたい場合には、まず必要な「経絡」をすべて広げ、それからすべてのツボを刺激していく方法があります。あるいは、「経絡」を1本広げ、その「経絡」のツボだけを刺激し、それから次の「経絡」を広げ、そのツボを刺激していく、というやり方です。あなたとあなたのパートナーが、自分たちに合った方法を選ぶと良いでしょう。

腕の位置

32 ページと 33 ページの「経絡」はすべて手の「経絡」です。これらの「経絡」はもっとも腕に影響を及ぼします。施療者は相手の腕のそばにひざまずき、片手は相手の肩の上にやさしく、かつしっかりと置き、彼または彼女を励まします。あなたの手が相手の腕の緊張をほぐし、また治療中、リラックスの効果をもたらします。

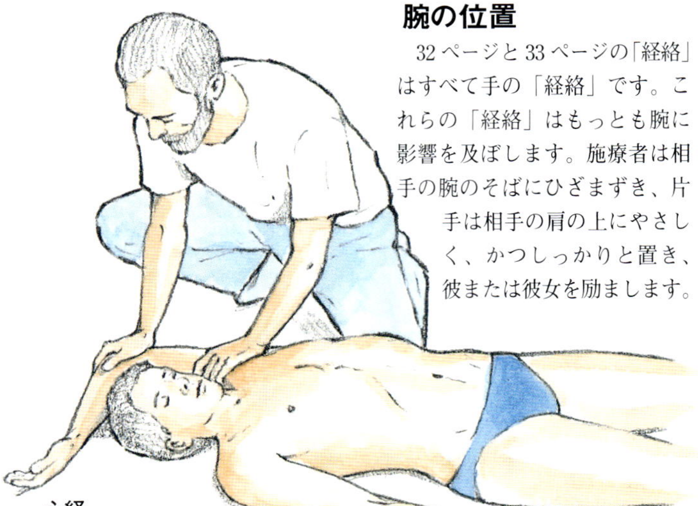

心経

受け手：左腕を上に上げ、伸ばし、上腕が頭の上の方にいくように肘《ひじ》を曲げます。

施療者：両手をそれぞれ肩と肘に置きます。

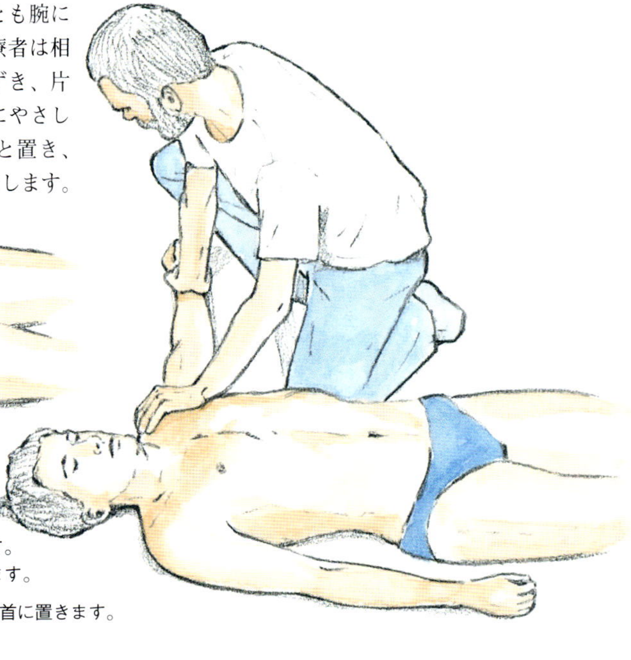

心包経

受け手：左腕を外側へ身体と直角になるように、まっすぐに伸ばします。手のひらを上に向けます。

施療者：両手をそれぞれ肩と手首に置きます。

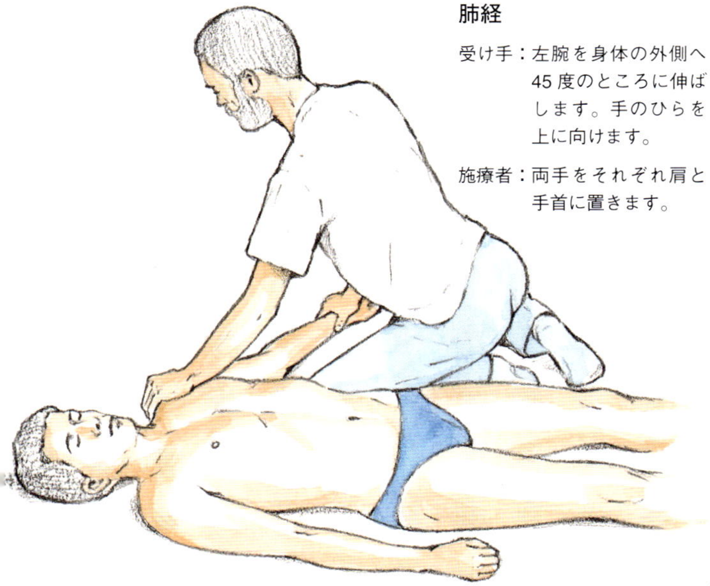

肺経

受け手：左腕を身体の外側へ45度のところに伸ばします。手のひらを上に向けます。

施療者：両手をそれぞれ肩と手首に置きます。

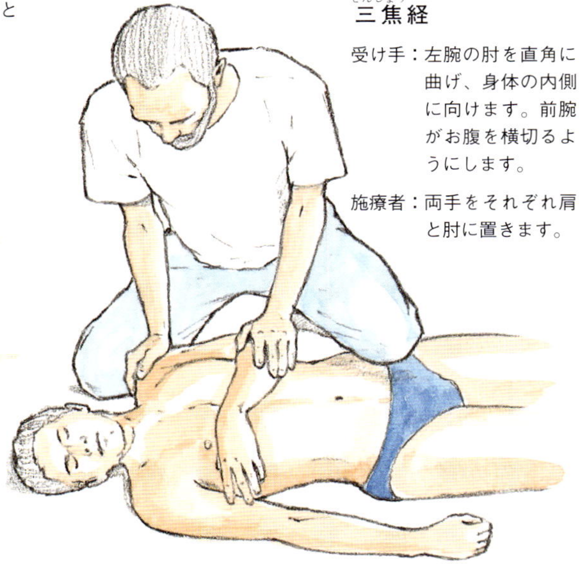

三焦《さんしょう》経

受け手：左腕の肘を直角に曲げ、身体の内側に向けます。前腕がお腹を横切るようにします。

施療者：両手をそれぞれ肩と肘に置きます。

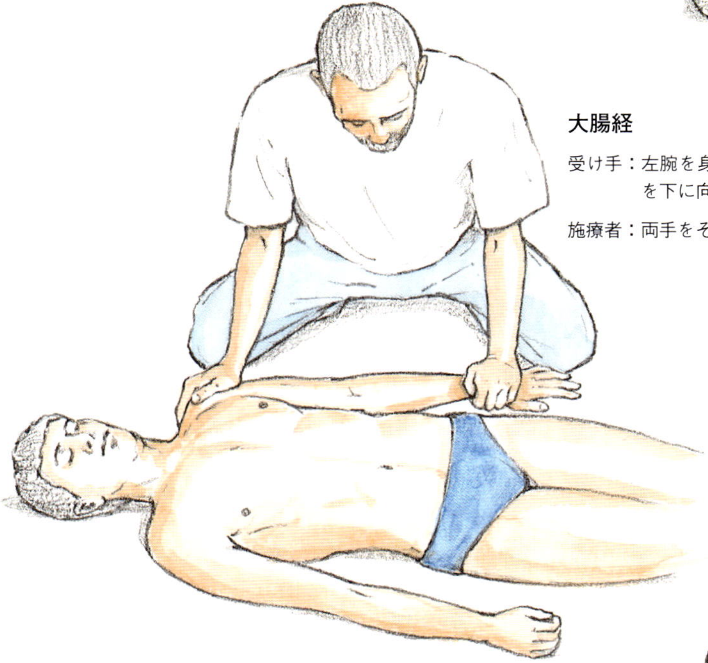

大腸経

受け手：左腕を身体と平行に置き、手のひらを下に向けます。

施療者：両手をそれぞれ肩と手首に置きます。

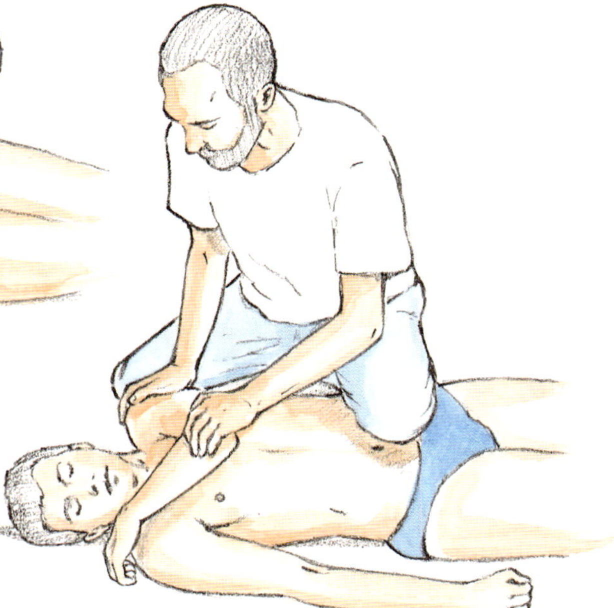

小腸経

受け手：左腕を胸に置き、右の肩の方へ向かって曲げます。

施療者：右足でひざまずき、両手をそれぞれ肩と肘《ひじ》に置きます。

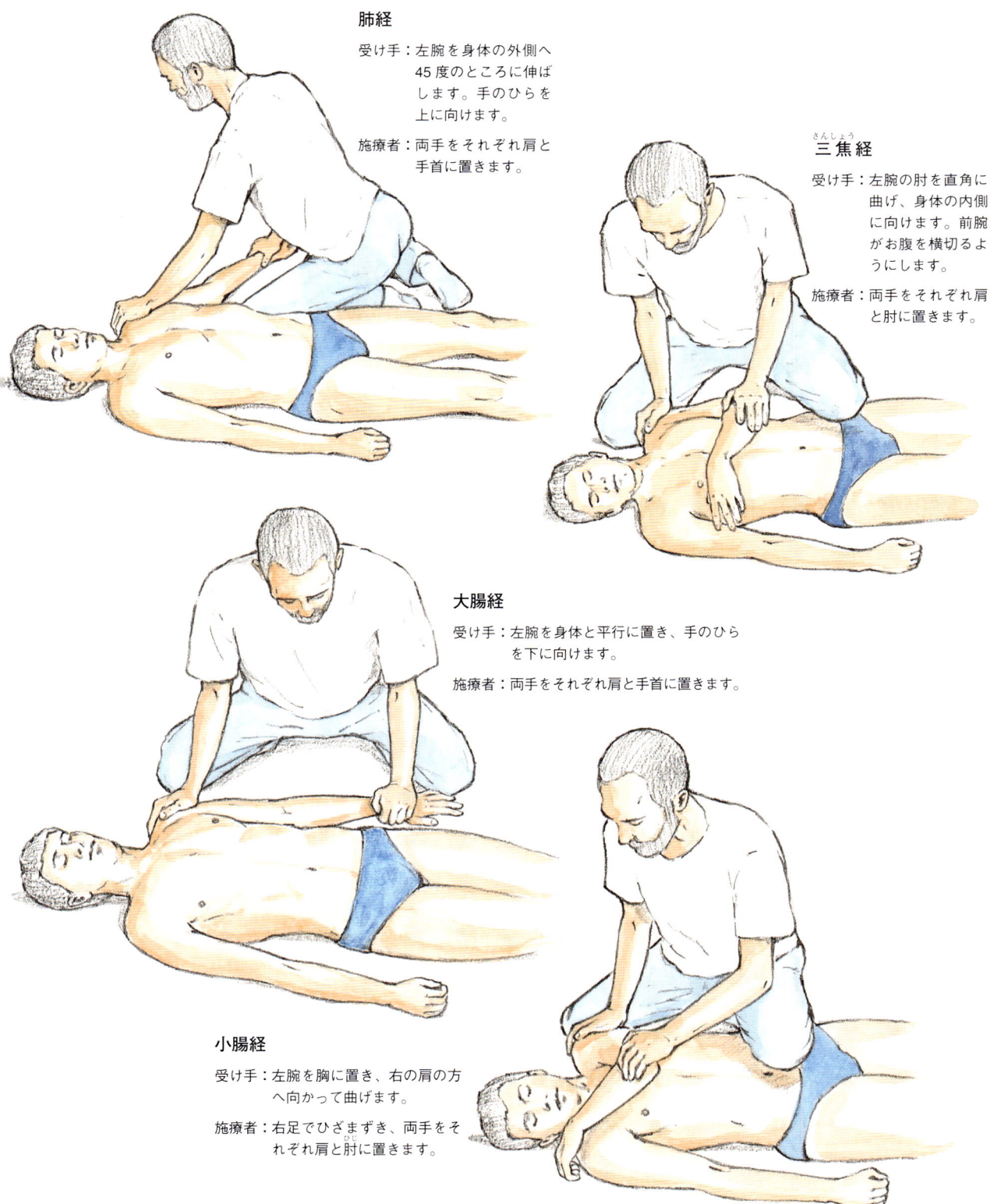

脚の位置

「脾《ひ》経」、「肝経」、「腎経」、「膀胱《ぼうこう》経」、「胆経」、そして「胃経」はすべて足の「経絡」です。

相手の脚が動いたり、骨盤が上がったりしないように、手でやさしく腰を支えてあげてください。骨盤が床から離れないように気を付けます。あるいは、手をお腹の上にそっと置き、支えても良いでしょう。

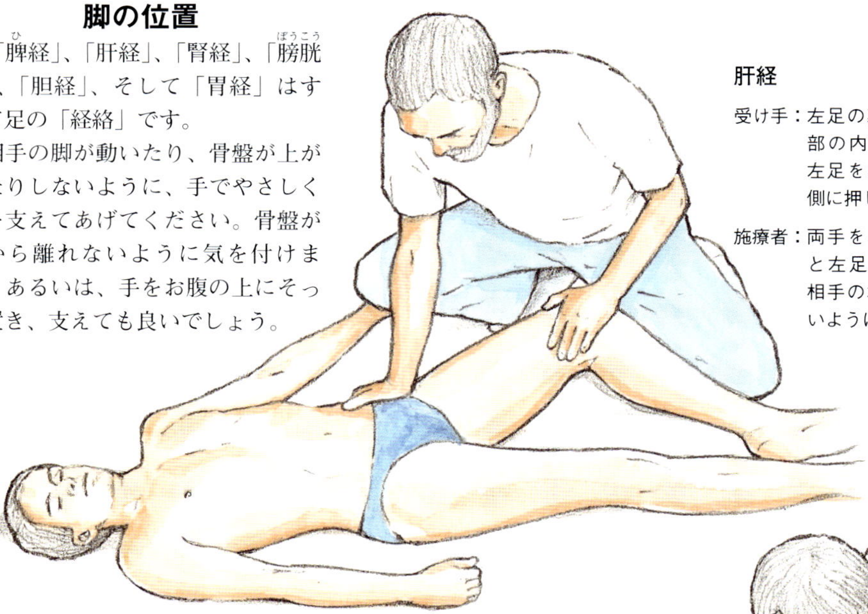

肝経

受け手：左足の裏を右足の大腿《たい》部の内側に置きます。左足を曲げたまま、外側に押します。

施療者：両手をそれぞれ右の腰と左足のひざに置き、相手の右腰が上がらないように気を付けます。

脾経

受け手：左足の裏を右足の足首に付けるように置きます。左足を軽く曲げ、外側に押します。

施療者：両手をそれぞれ腰とひざに置きます。

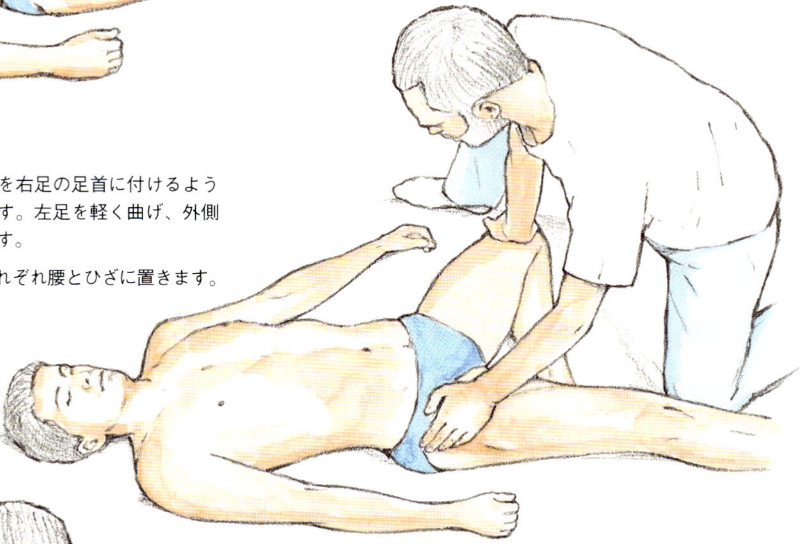

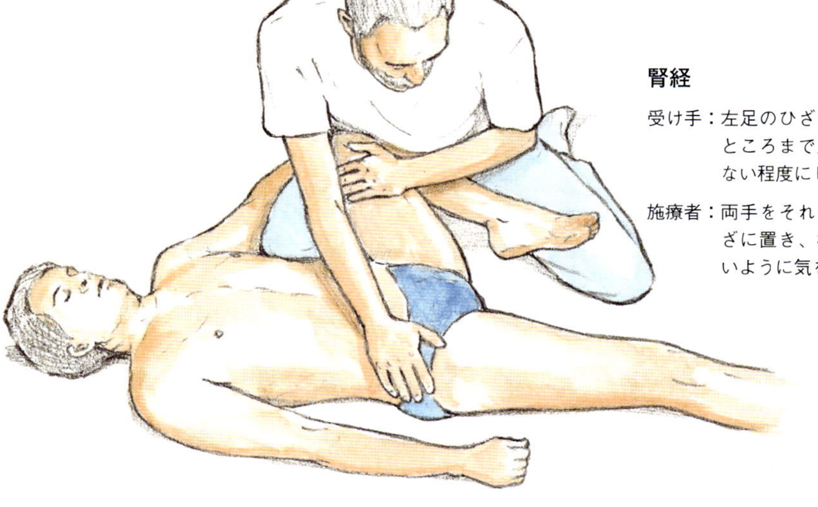

腎経

受け手：左足のひざを右肩に向かって胸のところまで上げます。痛みを感じない程度にします。

施療者：両手をそれぞれ右の腰と左足のひざに置き、相手の右腰が上がらないように気を付けます。

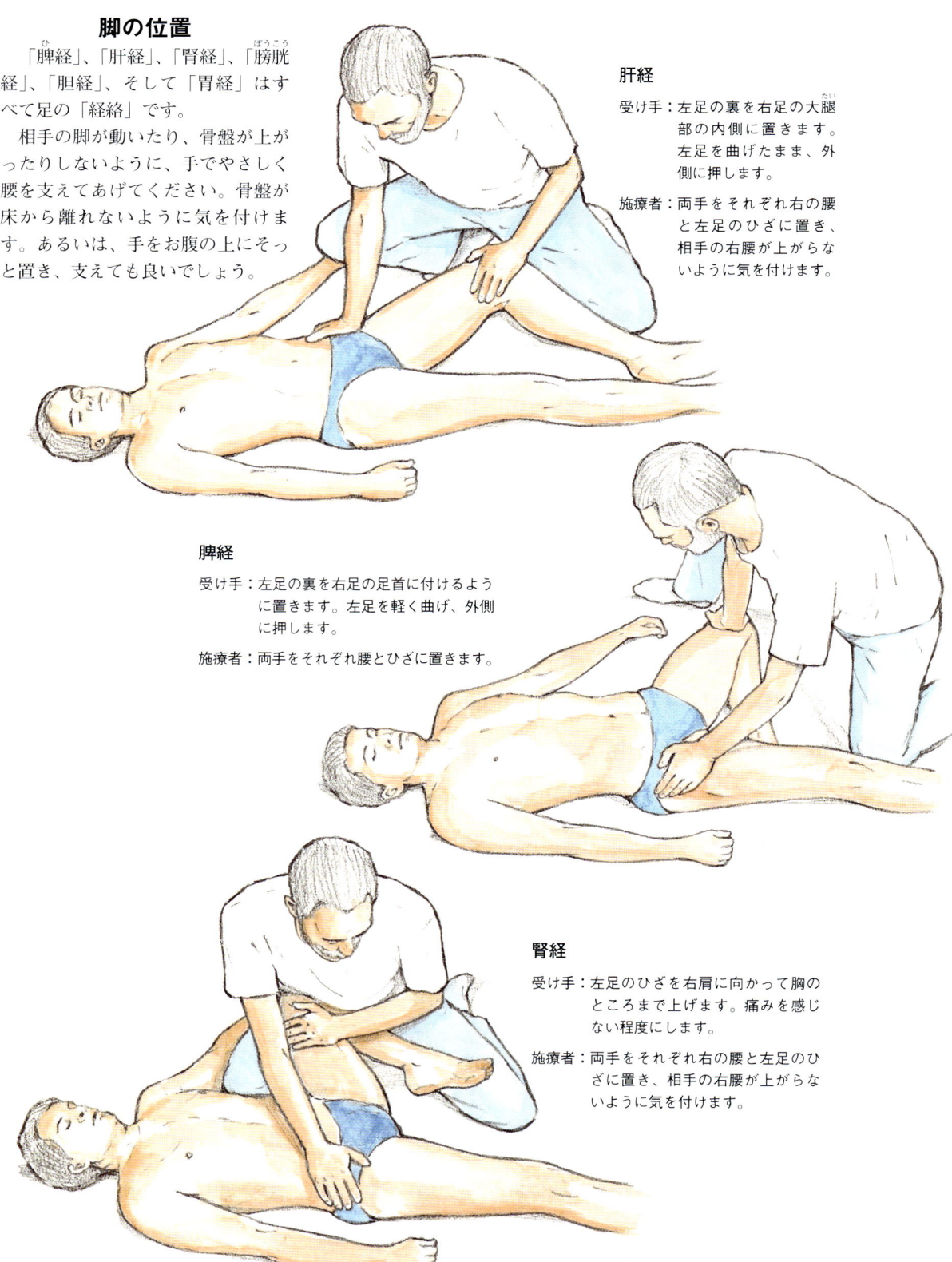

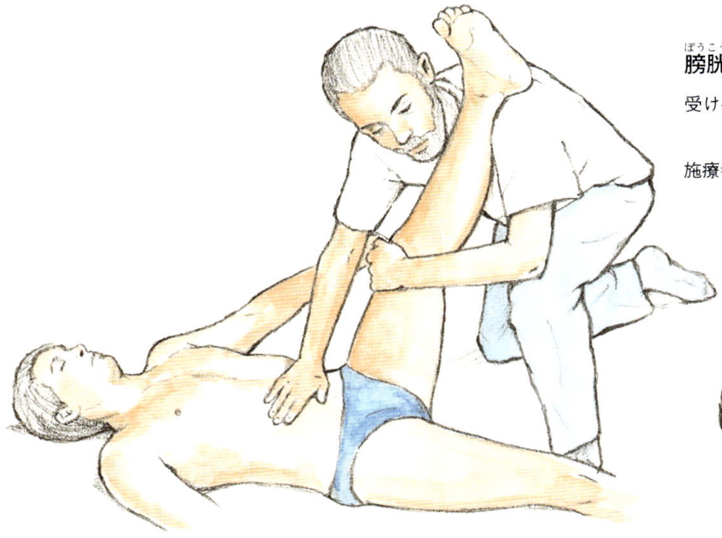

膀胱経《ぼうこう》

受け手：左足を高く上げ、身体と直角に伸ばします。

施療者：片手で左足を支え、もう片方の手をお腹の上に置きます。

胆経

受け手：左足のひざを曲げ、下半身をねじります。左足の大腿《たい》部が右足の大腿部の上を横切るような感じです。

施療者：両手をそれぞれ左足の大腿部の上とひざに置きます。

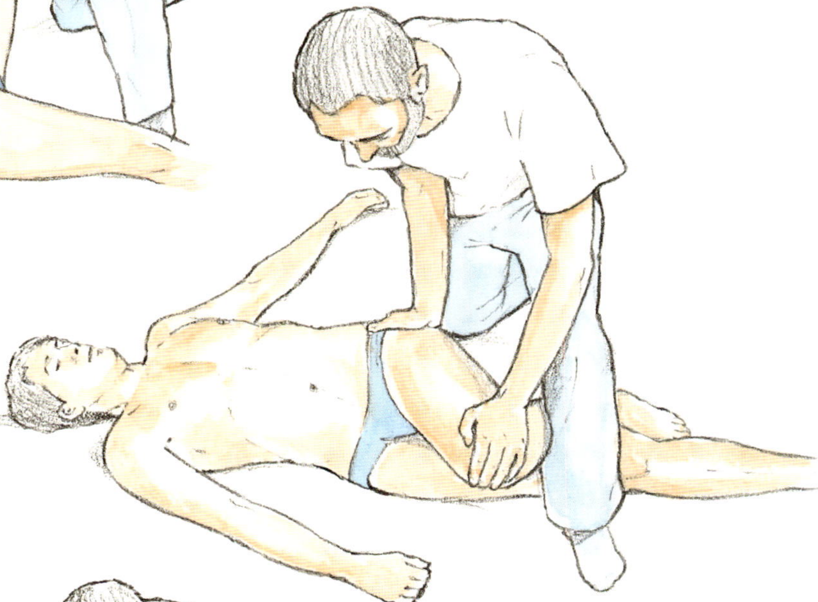

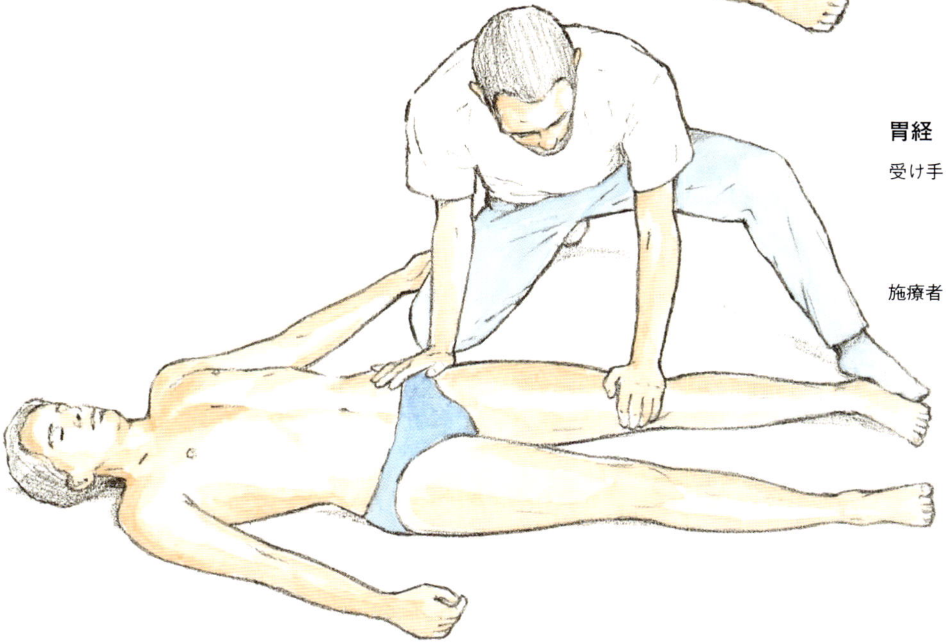

胃経

受け手：左足を内側に、右足に向かって回すような感じで、ねじります。

施療者：足で相手の左足を支え、両手はそれぞれ腰とひざに置きます。

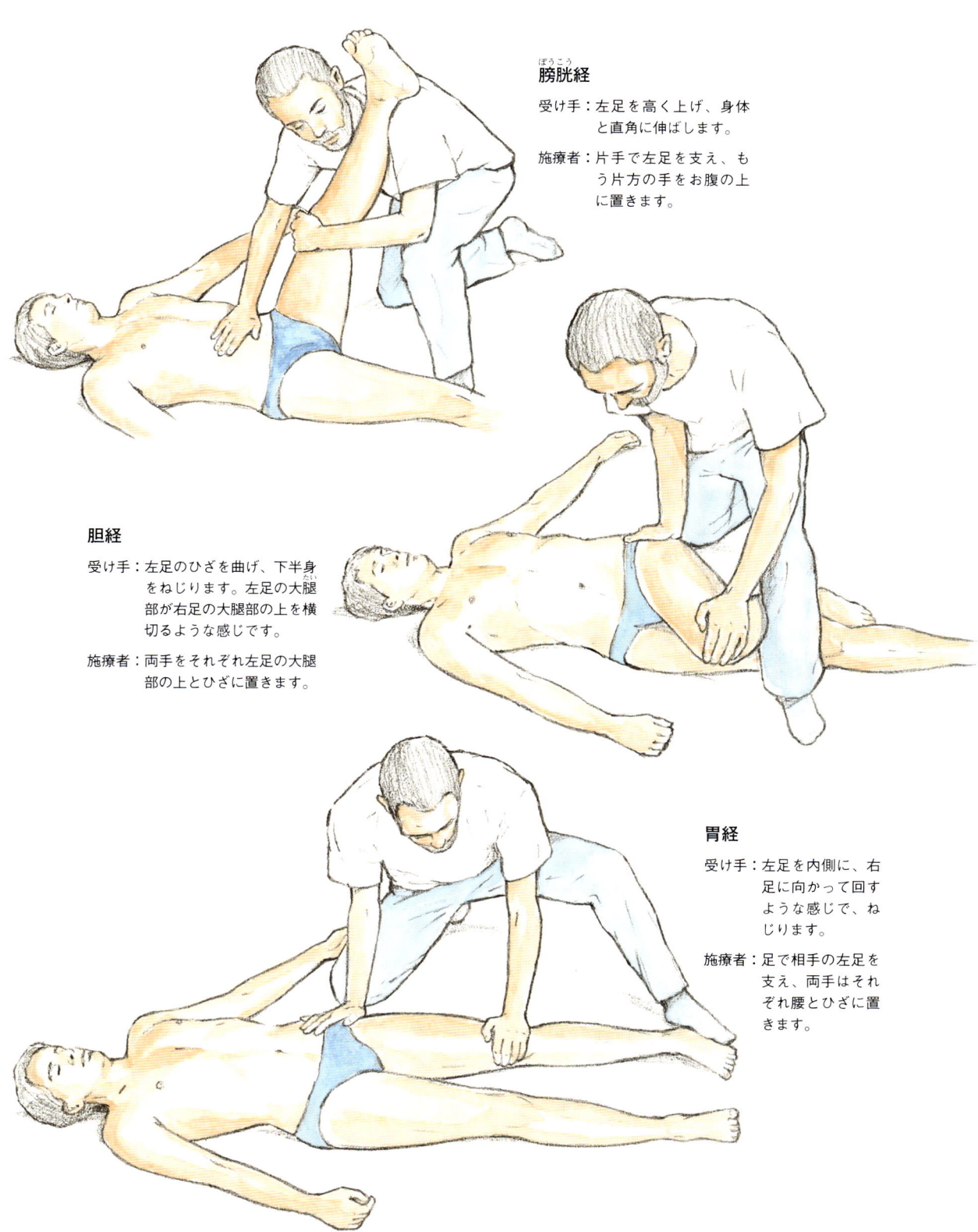

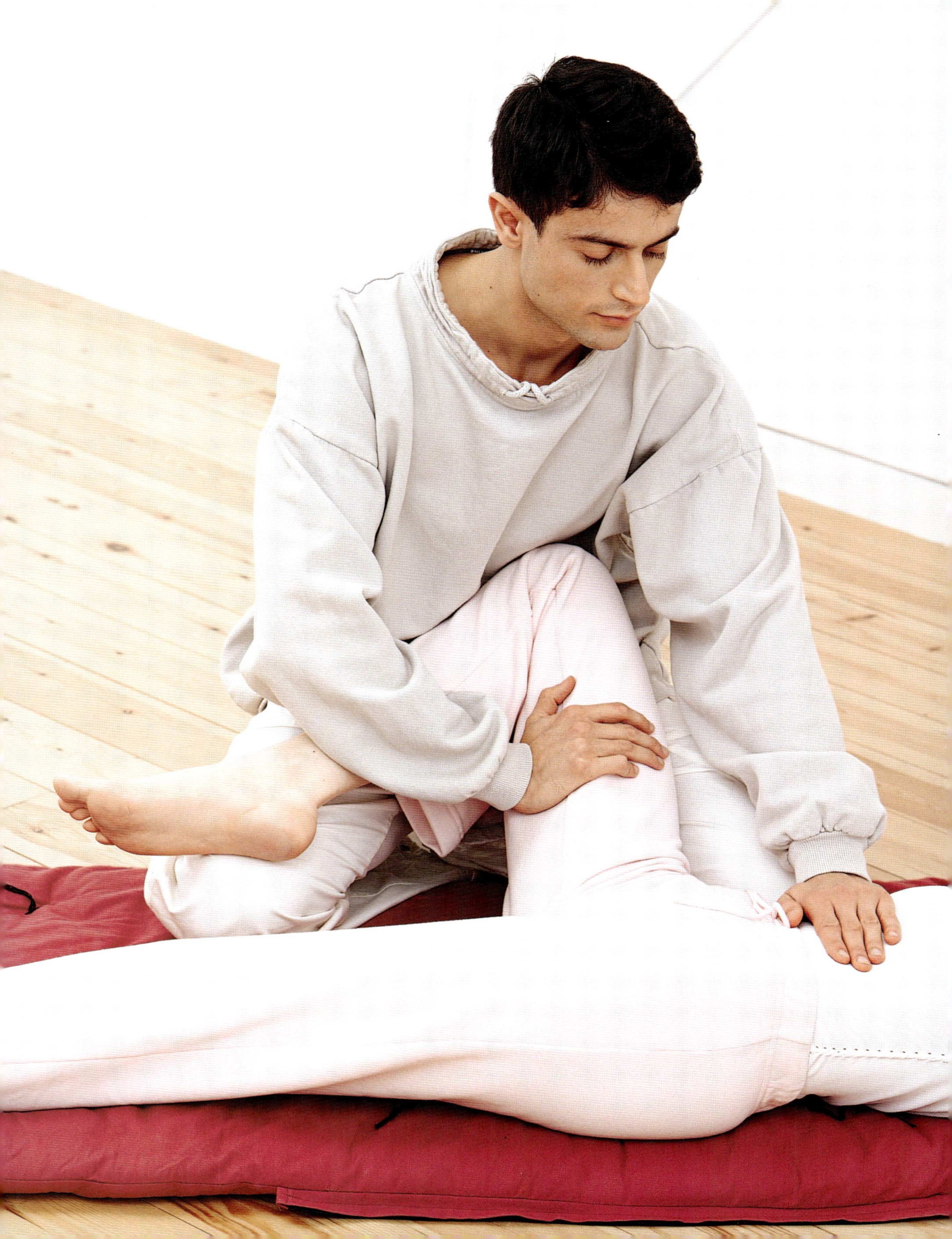

PART TWO

身近な症状や病気を和らげる指圧

TREATING COMMON AILMENTS

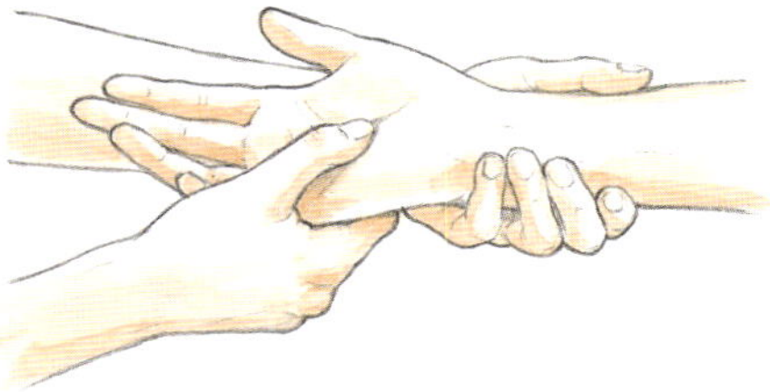

第2部では現代人によくありがちな身近な症状や病気に対して、実際にどこをどう指圧すればいいのか、症状の起こる器官別、症状別に、治療のプランニングをしました。例えば、気管支炎に悩まされている方は、胸部、呼吸器系におもな症状が現れるので、『呼吸器系』のページを参照すると良いでしょう。そこではまず、身体の組織の働きについての西洋医学と漢方医学の両方の考え方を説明した上で、身体の不調和の原因になっている食事や生活習慣など、外的要因および内的要因は何かについて解説します。

症状や病気を表す用語は、漢方医学および西洋医学で一般的に使われている用語です。各症状に合った治療のプランでは、刺激するツボ、ツボの探し方、指圧のポイント、どのテクニックを使うかなどが明確に説明されます。どのページにもイラストが付いていますので、治療の具体的なイメージがつかみやすいでしょう。それから、効果をもっと高めるためのツボを付け加えます。そのツボの位置はページ下の小さなイラストを参照してください。最後に、あなたの指圧療法に取り入れていただきたいハーブと精油を紹介します。ハーブと精油の詳しい使用方法については30ページにまとめられています。とくに妊娠中、高血圧症、低血圧症の方は刺激を避けたいツボがあります。本文中、これらのツボが出てくるところでは必ず、注意が付してありますので、その都度、確認してください。

本書でもっともよく使われる12のツボについては、『主要なツボ』（P.24 ～ 27）で詳細な解剖図入りで説明されています。「経絡」のネットワークは22 ～ 23ページのイラストを参照してください。本書に出てくるすべてのツボは、『ツボの名称と位置』（P.88 ～ 90）にまとめられています。骨格の構造と名称については巻末91ページの解剖図を、ツボ刺激の3つのテクニック（強める、鎮める、散らす）については29ページを参照してください。

治療のプランは器官別、症状別に立てられています。まず、身体全体の調子に関わる症状について、次に身体の二大組織である神経系、免疫組織、さらに呼吸器系、消化器系、泌尿器系、循環系、生殖器系へと続き、それから身体の構造として、骨と関節、筋肉、最後に感覚器官（目と耳）の順に構成されています。あなたの必要に合わせて、器官別に、より具体的な症状に対する指圧の治療法を一つひとつ実践していくと良いでしょう。治療のプランは、例えば、ひざの痛みについては、ひざ関節の近くにある **St41【解谿《かいけい》】**のツボを散らします。指圧のポイントは患部に滞った「気血」を動かすこと、というようにできるだけ簡潔明瞭《りょう》な説明を心がけました。

身体全体の調子

General vitality

いま、あなたには心のゆとりがありますか、何かに打ち込んでいますか、毎日楽しく過ごしていますか。これらの問いに自信をもって「はい」と言えるあなたは、強い生命力の持ち主だと言えるでしょう。しかし、実際のところ、私たちのほとんどの人が多かれ少なかれ、自分の体力や気力、時間はいくらあっても足りない、と飢えています。活動エネルギーや時間は内部の蓄えに頼るしかありませんが、やらなければいけないことは次から次へと出てきて、いつも時間に追われ、結局は「燃え尽きる」まで消耗してしまいます。こうなると、心身共に疲れが出てきます。それを放ったらかしにし、ひどくなると、目まい、失神を起こしたり、心も身体も衰弱に向かって、急激にダウンしていきます。漢方医学によると、健康は「気」、「血《けつ》」、「精神」のバランスにかかっています。そのバランスの状態を保つためには、毎日、規則正しく生活することの他にはありません。西洋医学でも漢方医学でも、医者が患者に対して言う一番のことは、適度な休息、運動、社会的活動、バランスの取れた食生活がいかに健康にとって重要か、ということです。さあ、ここであなたの「気血」の巡りを促進し、日常生活におけるさまざまなプレッシャーに負けない健康な心とからだを作るための指圧のプランを紹介します。

ツボ刺激のテクニックについては29ページを、ハーブと精油の使用方法については30ページを参照してください。

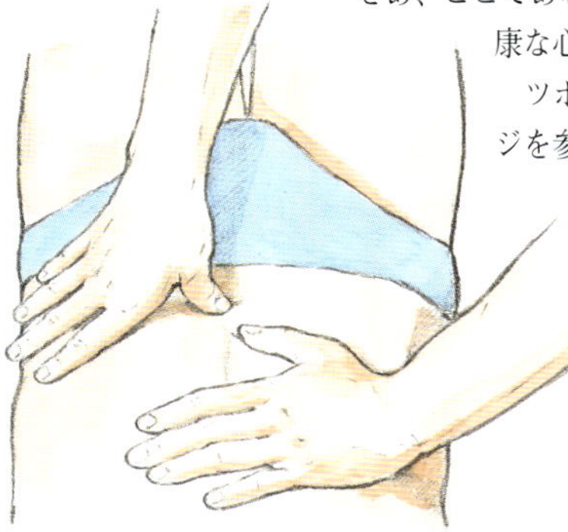

疲労

疲れ、全身がだるい、顔色が青い、声が弱々しいといった症状は、漢方医学では「気」が不足していると診断します。西洋医学ではこれを軽い憂うつと診断します。指圧のポイントは暖かい「陽」の「気」と栄養分の多い「陰」の「気」を刺激すること。GV4【命門《めいもん》】、CV4【関元《かんげん》】を刺激します。さらに、St36【足の三里《さんり》】、Sp6【三陰交《さんいんこう》】、LI4【合谷《ごうこく》】を強めると効果が上がります。

◎**注意**：妊娠中はSp6【三陰交《さんいんこう》】あるいはLI4【合谷《ごうこく》】の刺激を避けること。

◎**ハーブ**：アメリカニンジン

◎**精油**：ラベンダー

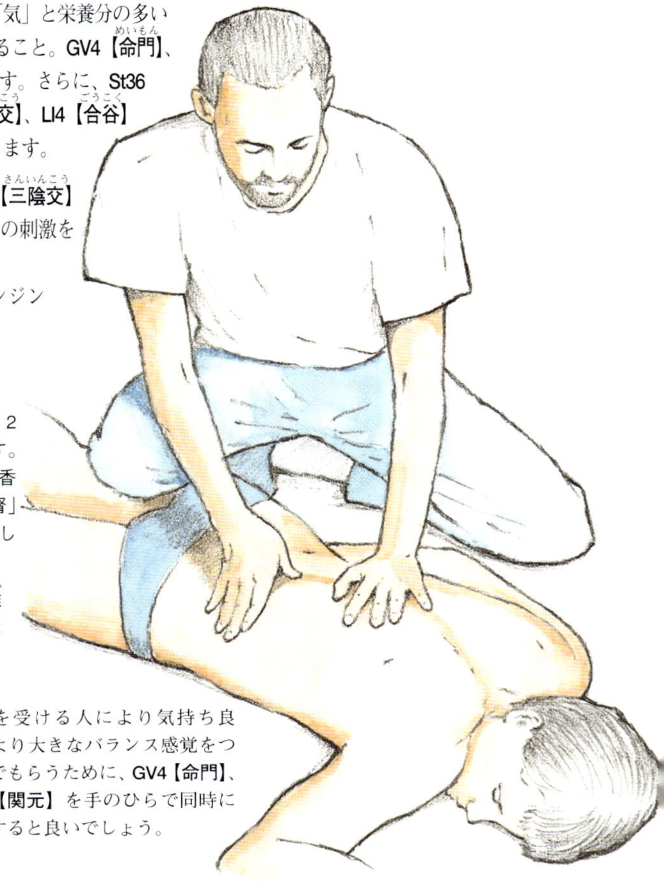

CV4【関元《かんげん》】

このツボは腹部の正中線、へそから下へ指4本分のところにあります。ツボを強めたり、あるいはお香で温めます（参照→ P.29）。このツボは「肝」、「脾《ひ》」、そして「腎《じん》」とつながっており、指圧によって「陰」の「気」を活発にします。

GV4【命門《めいもん》】

このツボは脊柱《せきちゅう》の中心、第2腰椎《ようつい》の第3腰椎の間にあります。ツボを強めたり、あるいはお香で温め、身体の熱源である「腎」の中の「陽」の「気」を強くします。

注意：坐骨神経痛、あるいは椎《つい》間板《かんばん》に異常がある場合には指圧を避けること。

付記：指圧を受ける人により気持ち良く、より大きなバランス感覚をつかんでもらうために、GV4【命門】、CV4【関元】を手のひらで同時に指圧すると良いでしょう。

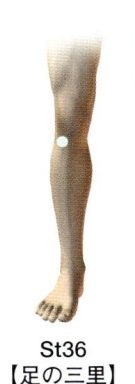

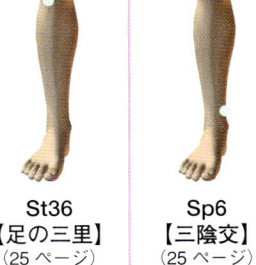

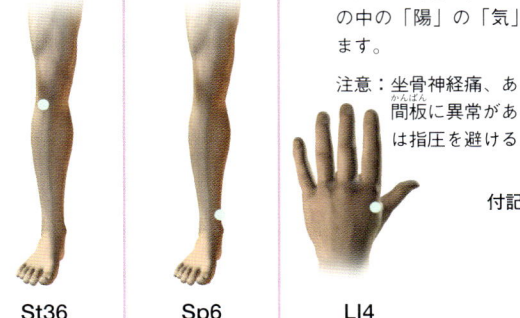

St36
【足の三里】
（25ページ）

Sp6
【三陰交】
（25ページ）

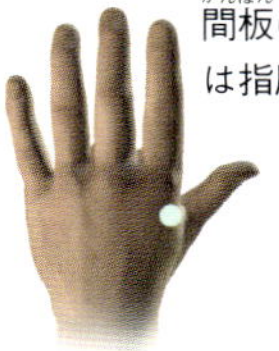

LI4
【合谷】
（24ページ）

目まい

しびれ、手足の軽い震え、目まいは、漢方医学でも西洋医学でも体内の血液が不足した兆候と捉えます。目まいが起きた場合には、とにかく気力を取り戻すために応急処置が必要です（下記参照）。その後、**GV26【水溝《すいこう》】**、**Sp6【三陰交《さんいんこう》】**を刺激し、血液の循環を促進します。さらに、**CV4【関元《かんげん》】**、**St36【足の三里《さんり》】**を強めると効果が上がります。また、これらのツボをお香で温めても良いでしょう（参照→ P.29）。

◎**応急処置：**まず、衣服をゆるめ、脈拍や呼吸が確かで規則正しいかどうかをチェックします。両足を少し高くして寝かせ、吐き気があるようなら、横向きにします。目を覚ましたら、ゆっくりと深呼吸するよう声をかけてあげます。上体を静かに起こし、座らせ、水を一口ずつ含ませます。２分以上意識が戻らない場合は、病院へ急いでください。

◎**ハーブ：**カイエンペッパー（内服用）を２～３滴、炭酸アンモニア（匂いを確かめ、強い刺激臭があれば距離を置いて使います）と混ぜてチンキ剤を作る。

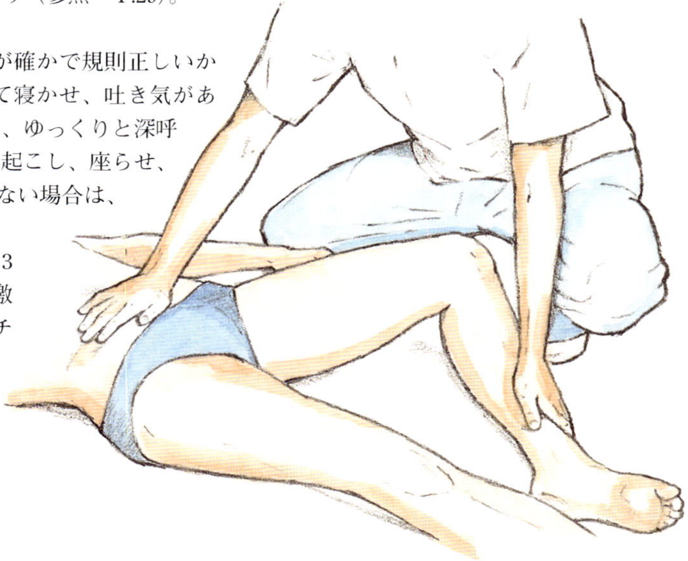

GV26【水溝《すいこう》】

鼻と上唇の間の溝の真ん中にあるツボを探します。このツボを親指の爪を使って、安定した力を加えながら強めます。意識が回復するまで指圧を続けます。もう片方の手は頭部のてっぺんにある**GV20【百会】**へ置くと良いでしょう。このツボは元気を取り戻す特効ツボです。

注意：高血圧症の人は**GV20【百会】**の刺激を避けること。２分経っても意識が完全に戻らないなら、すぐに病院へ連れていってください。いずれにしても、専門医の診断が必要です。

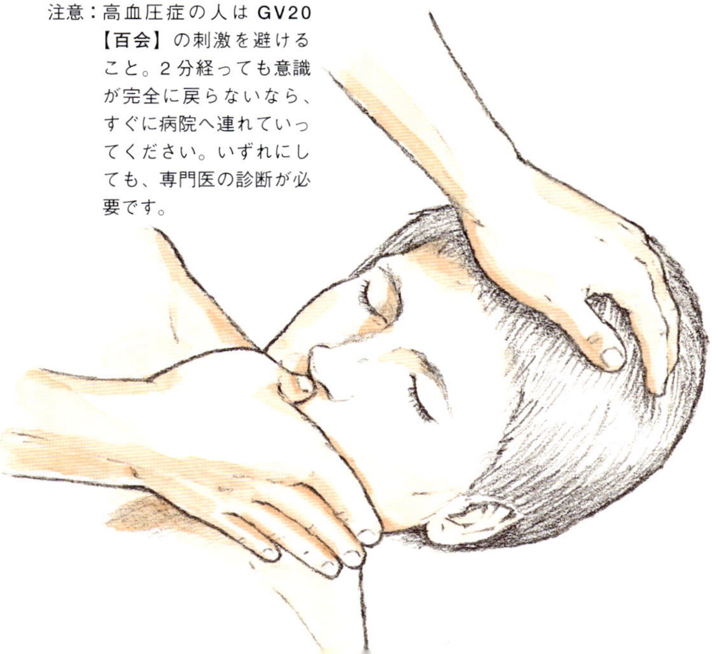

Sp6【三陰交《さんいんこう》】

このツボは内くるぶしから上へ指４本分、脛骨《けいこつ》の真下にあります。このツボを強め、「気血」の源泉である「脾」を強めます。

注意：妊娠中はこのツボの刺激を避けること。

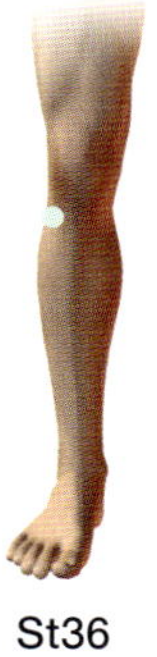

St36
【足の三里】
（25 ページ）

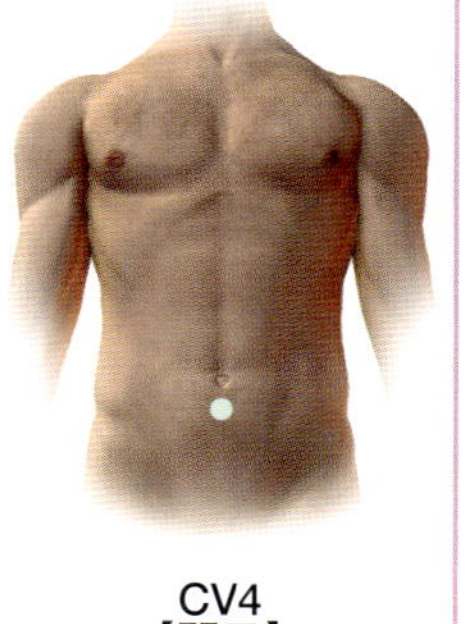

CV4
【関元】
（26 ページ）

神経系

Nervous system

私たちの体内の活動は、体内を網の目状に張り巡っている複雑な神経組織のおかげで、微妙なバランスを保ちながら、営まれています。神経系のトラブルは、食生活、ストレス、運動不足、あるいは運動のし過ぎなど、内的、外的要因により起こります。これは漢方医学でも西洋医学でも同じ考えです。指圧とハーブ療法は神経系を鎮めたり、刺激したり、そのバランスを取り戻す効果があります。

ツボ刺激のテクニックについては29ページを、ハーブと精油の使用方法については30ページを参照してください。

頭痛

頭痛の原因を一言で表すと、頭部の循環が変わったためだと言えます。もちろん体力的、精神的な要因が関係していますし、食事が原因となることもあります。片頭痛は「肝」あるいは「胆」のアンバランスが、前頭部の頭痛は「胃」や消化器系のアンバランスが原因だとされています。指圧のポイントは頭部に滞った「気」を散らし、「臓腑」を巡る「気」の流れを整えること。**GB20【風池《ふうち》】**、**【印堂《いんどう》】**、**Liv3【太衝《たいしょう》】**、**St36【足の三里《さんり》】**を刺激します。

◎**注意**：激しい痛みを伴う場合、あるいは目まいや視界がぼやけた感じを伴う場合には、すぐに医者の診断を受けてください。

◎**ハーブ**：ペパーミント

◎**精油**：ラベンダー、カモミール、マヨラナ

◎**注意**：妊娠中はマヨラナの精油を使用しないこと。

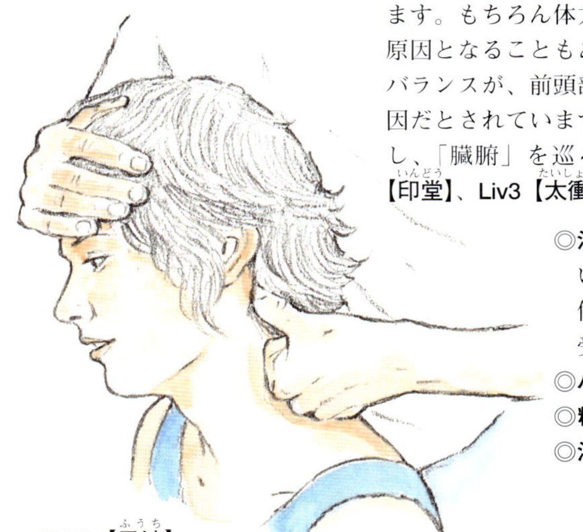

GB20【風池《ふうち》】

このツボは後頭部、頭蓋《がい》骨の下、髪の生え際のくぼんだところ、耳の後ろにある骨が突出したところの後ろにあります。鼻に向かってまっすぐに押しながら、ツボを散らします。指圧のポイントは頭部に滞った「気」をスムーズにすること。もう一方の手は相手の額に当て、支えてあげます。

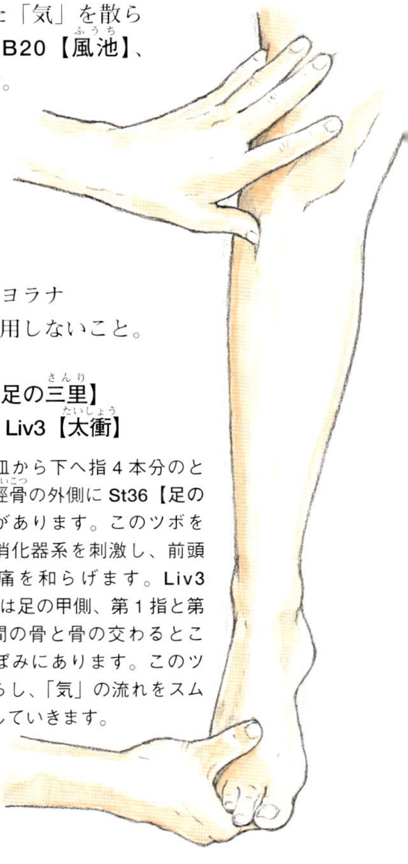

St36【足の三里《さんり》】
および Liv3【太衝《たいしょう》】

ひざの皿から下へ指４本分のところ、脛骨《けいこつ》の外側に**St36【足の三里】**があります。このツボを強め、消化器系を刺激し、前頭部の頭痛を和らげます。**Liv3【太衝】**は足の甲側、第１指と第２指の間の骨と骨の交わるところ、くぼみにあります。このツボを散らし、「気」の流れをスムーズにしていきます。

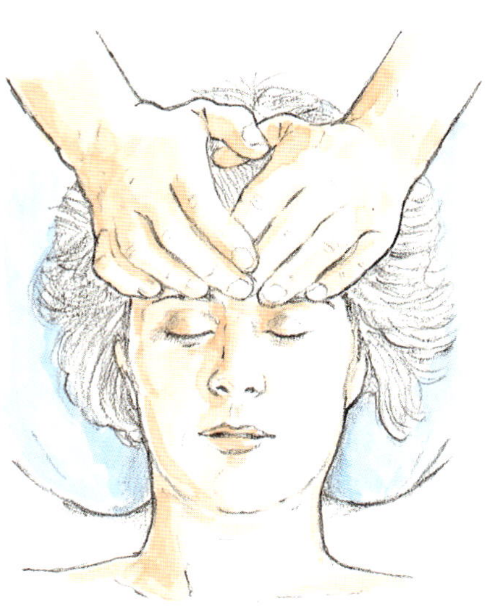

【印堂《いんどう》】

このツボは両眉毛の中央にあります。指先でやさしく押しながら、ツボを散らします。この指圧により、頭痛の元であった滞った「気」が動き、ぼっとした頭がすっきりしてくるでしょう。

ストレスと緊張

一般的にストレスというと否定的に聞こえてしまいますが、ある程度のストレスは私たちの行動意欲をかき立てるのになくてはならないものです。とはいえ、ストレスをためたまま放っておくと、明らかに身体にとって害を及ぼします。漢方医学では、「気」がブロックされると、緊張が生まれると考えます。指圧のポイントは「気」の巡りをスムーズにし、緊張を生命「エネルギー」に変えることです。**Liv3【太衝《たいしょう》】**、**LI4【合谷《ごうこく》】**、**GV20【百会《ひゃくえ》】**のツボを刺激します。

◎**ハーブ：**カモミール、クローバーの花、マザーワート、バッチのレスキューレメディー
◎**精油：**ネロリ、カモミール
◎**注意：**妊娠中はマザーワートの使用を避けること。

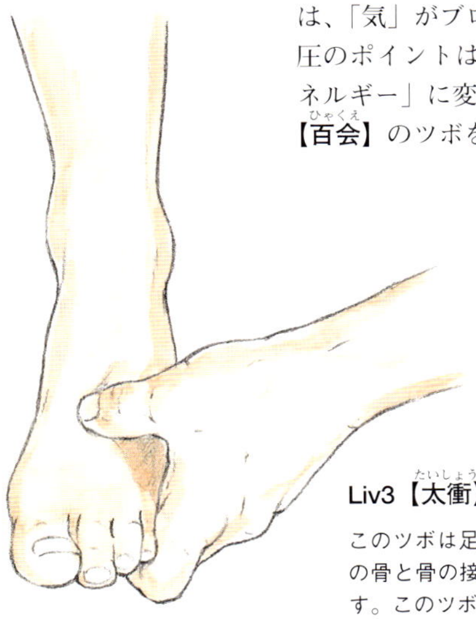

Liv3【太衝《たいしょう》】

このツボは足の甲側、第１指と第２指の間の骨と骨の接点のところのくぼみにあります。このツボを散らし、「気」の流れをスムーズにし、上体に滞っている「熱」を追い払います。

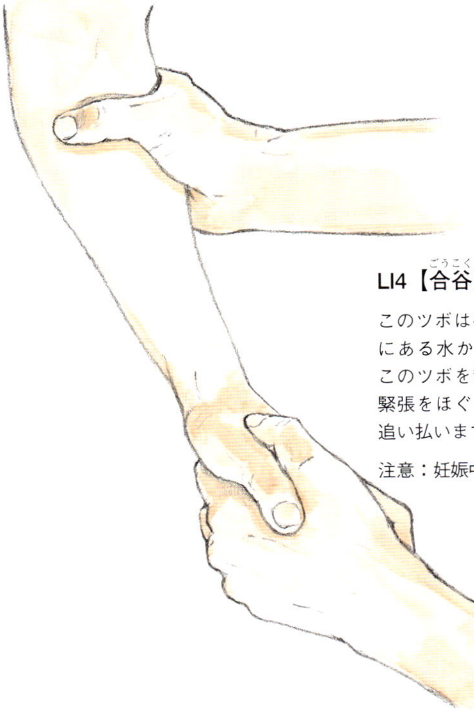

LI4【合谷《ごうこく》】

このツボは手の甲側、親指と人さし指の間にある水かき状の膜のところにあります。このツボを散らし、顎《あご》や首そして肩にある緊張をほぐし、「気」を減少させ、「熱」を追い払います。

注意：妊娠中はこのツボの刺激を避けること。

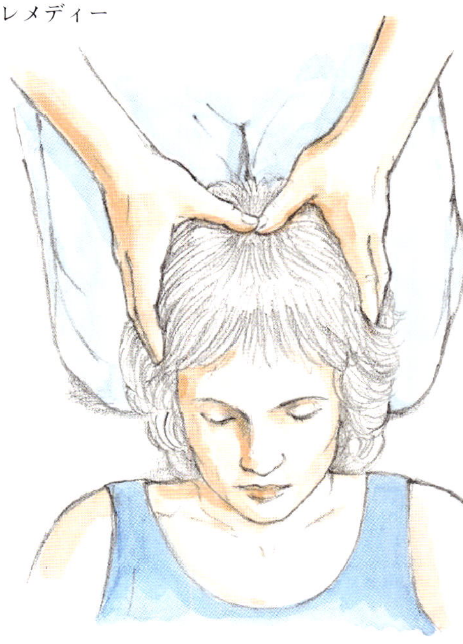

GV20【百会《ひゃくえ》】

頭のてっぺん、両耳の間の真ん中にあるツボを探します。このツボを刺激することで、頭部の緊張を和らげ、思考をすっきりとさせ、さらに新しい、きれいな「気」を呼び起こします。痛みをすぐに癒したい時には、バークフラワーレメディーの精油を１滴、ツボの上にたらすと効果的です。

注意：高血圧症の人はこのツボの刺激を避けること。

情緒不安（不安および心配）

情緒が不安定になると、神経性胃炎を誘発したり、突然、パニック状態に陥る発作を起したりさまざまな症状が表れます。西洋医学ではストレスが原因だとし、休養を取るよう指示したり、鎮静剤を処方します。漢方医学では「脾《ひ》」、「胃」、「心臓」、そして「精神」のアンバランスが原因だと考えます。指圧のポイントは「脾」や「胃」に栄養を送り、「精神」を落ち着かせることです。**CV12【中脘《ちゅうかん》】**、**HP6【内関《ないかん》】**、**CV14【巨闕《こけつ》】**、**H7【神門《しんもん》】**を刺激します。さらに、**St36【足の三里《さんり》】**、**Sp6【三陰交《さんいんこう》】**を強めると効果が上がります。

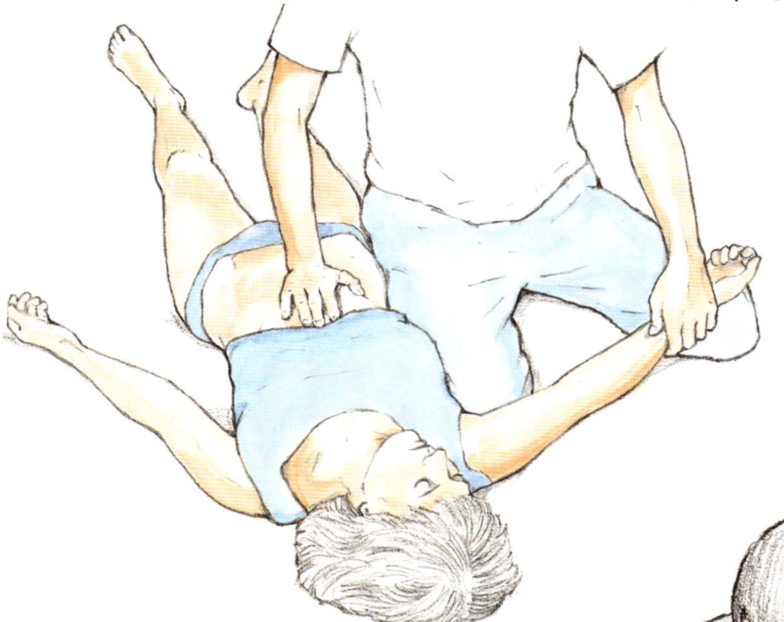

◎**注意：**パニックの発作がある場合には、専門医の診察を受けてください。妊娠中は**Sp6【三陰交《さんいんこう》】**の刺激を避けること。

◎**ハーブ：**カモミール、クローバーの花、マザーワート

◎**精油：**ベルガモット、ラベンダー、マヨラナ

◎**注意：**妊娠中はマザーワートあるいはマヨラナの精油を使わないこと。

CV12【中脘《ちゅうかん》】および HP6【内関《ないかん》】

腹部の正中線、へそから上へ指４本分のところにある CV12【中脘】を探します。このツボを手のひらで鎮め、「脾」と「胃」を刺激し、「気血」の生成を促します。これは落ち着きを取り戻す効果があります。HP6【内関】は手首の手のひら側から肘に向かって指２本分のところにあります。このツボを鎮め、胸部と「胃」の充血を動かし、「精神」を落ち着かせます。２つのツボを同時に指圧することがポイントです。

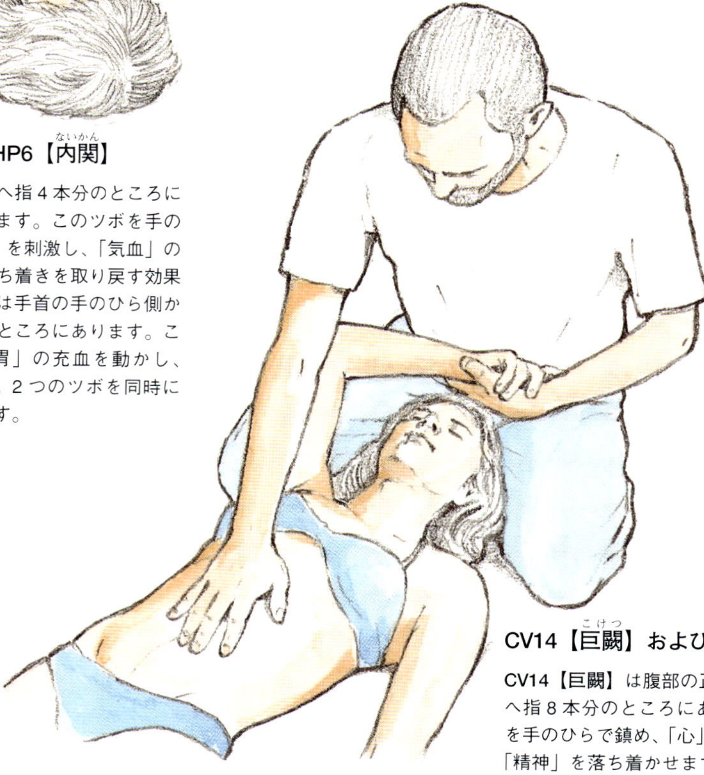

CV14【巨闕《こけつ》】および H7【神門《しんもん》】

CV14【巨闕】は腹部の正中線、へそから上へ指８本分のところにあります。このツボを手のひらで鎮め、「心」の「気」を動かし、「精神」を落ち着かせます。次に、手首のしわの小指寄りにある H7【神門】を鎮めます。「精神」を安定させ、「心」と胸部の「血」の循環を促進します。

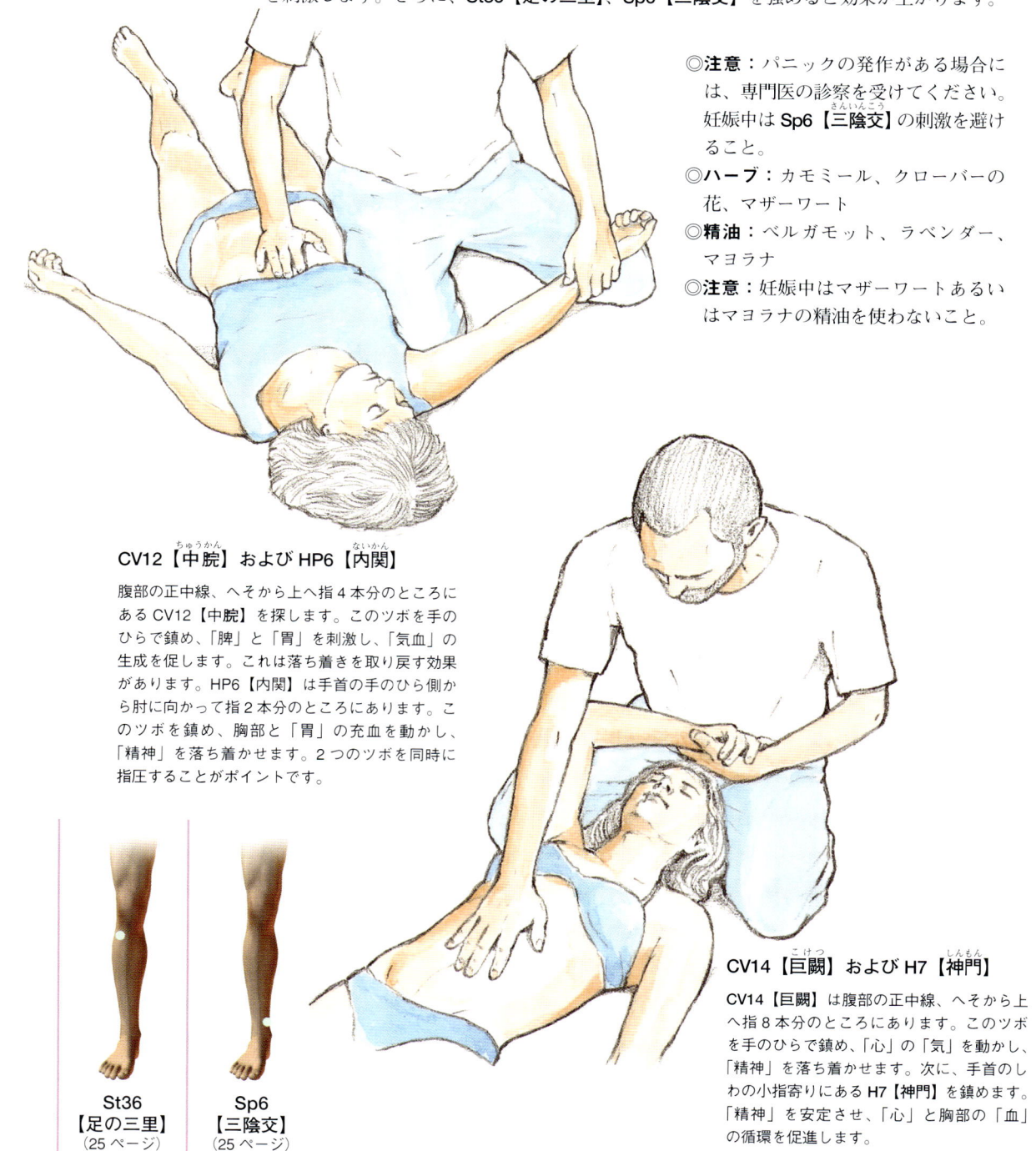

St36
【足の三里】
（25 ページ）

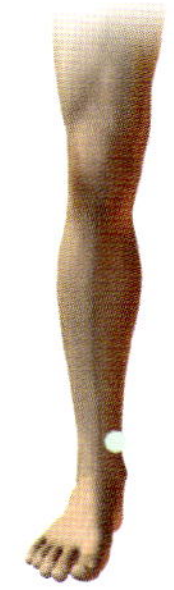

Sp6
【三陰交】
（25 ページ）

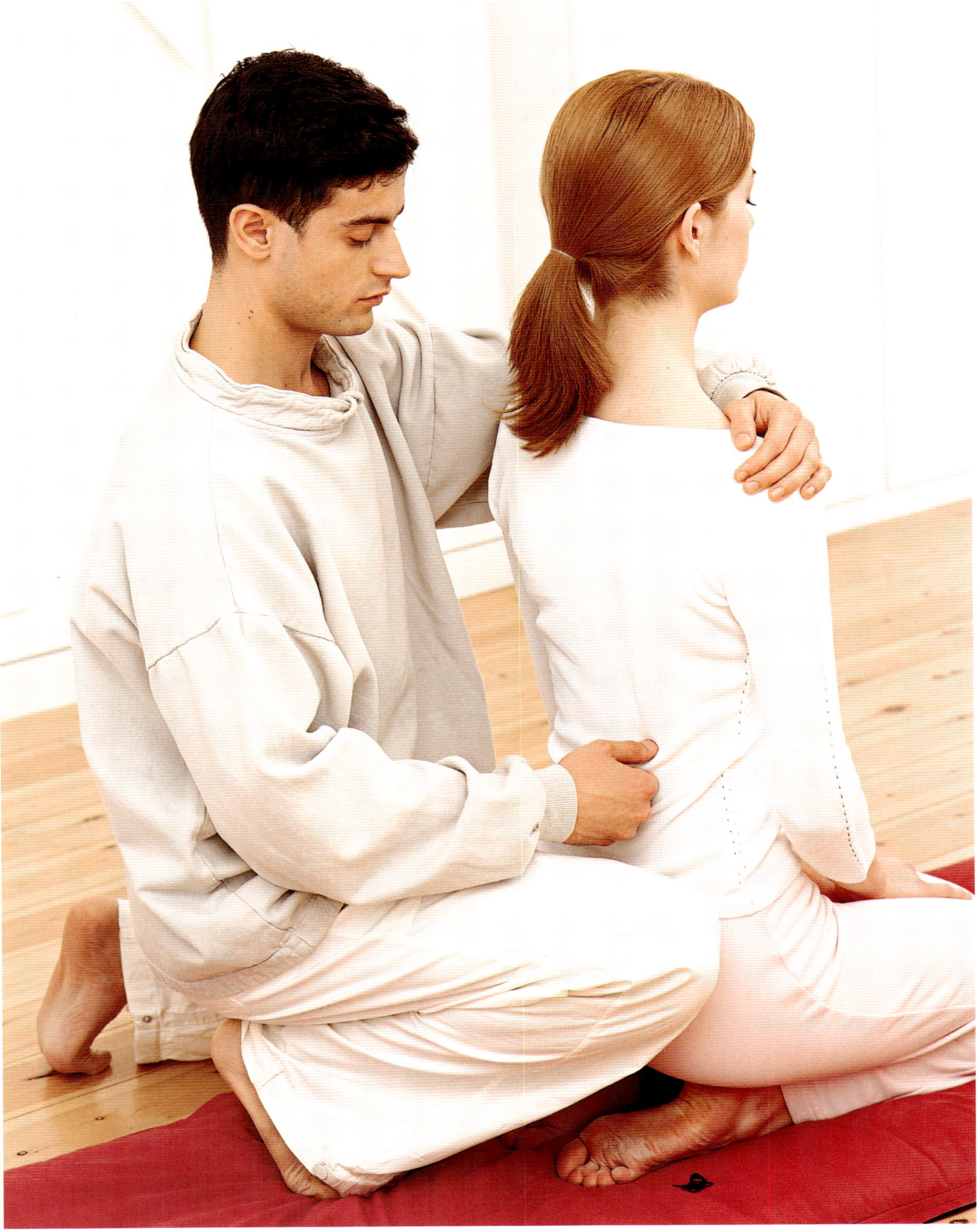

指圧を施している間、もう片方の腕で相手を支えてあげるようにすると良いでしょう。
これでずっと安心感が増すはずです。

憂うつおよび不眠症

　気分が落ち込む、眠れないという２つの症状は必ずしも、一緒に起こるわけではありませんが、治療法は同じです。西洋医学では、無気力、疲労、食欲不振、動悸《どうき》、息切れ、不眠などの症状を憂うつと診断し、抗鬱《うつ》剤や睡眠薬を処方します。一方、漢方医学では、生活習慣や精神的なストレスが要因となり、「心」の「気血」が不足している状態だと診断します。不眠の原因は「陰」の不足と考えられるので、「気血」に滋養を送り、「陰」を増やし、「精神」を落ち着かせることが指圧のポイントとなります。**Sp6【三陰交《さんいんこう》】**、**B15【心兪《しんゆ》】**、**CV14【巨闕《こけつ》】**を刺激します。さらに、**H7【神門《しんもん》】**、**HP6【内関《ないかん》】**を鎮めると効果が上がります。

◎**注意**：憂うつ、不眠の症状がひどい場合には、専門医の診察が必要です。

◎**ハーブ**：パッションフラワー、ラベンダー、ローズマリー

◎**精油**：サンダルウッド、カモミール、ベルガモット

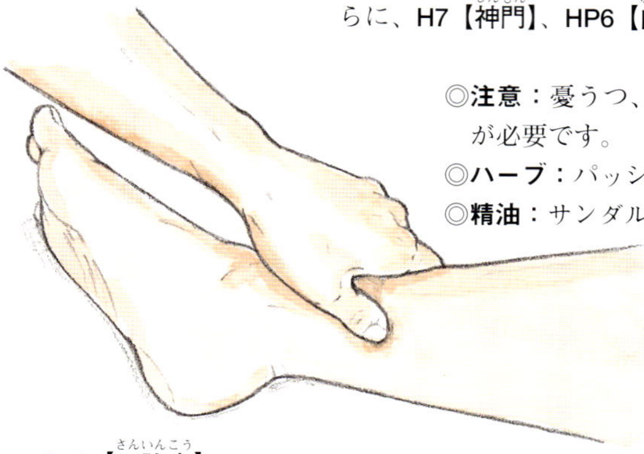

Sp6【三陰交《さんいんこう》】

このツボは内くるぶしから上へ指４本分のところ、脛《けい》骨《こつ》の真下にあります。ツボを強め、「精神」と「心」に滋養を送ることで、「気血」の生成を刺激し、「陰」を補います。

注意：妊娠中はこのツボの刺激を避けること。

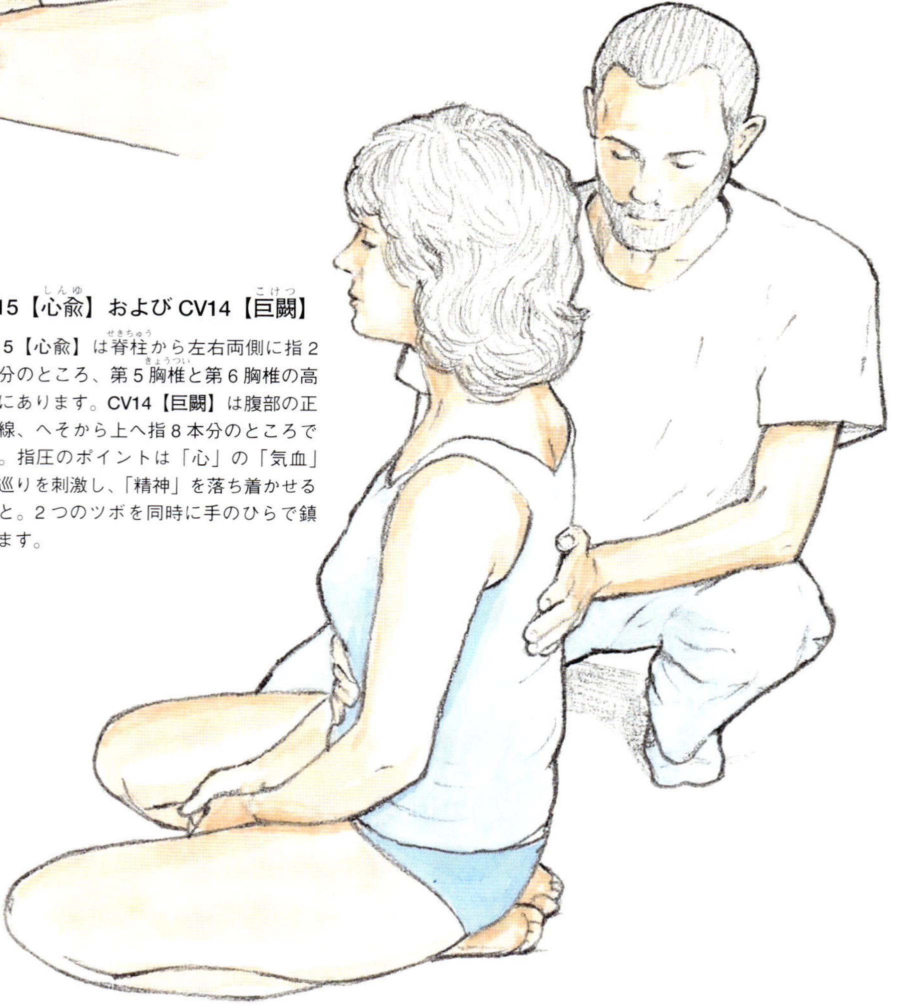

B15【心兪《しんゆ》】およびCV14【巨闕《こけつ》】

B15【心兪】は脊柱《せきちゅう》から左右両側に指２本分のところ、第５胸椎《きょうつい》と第６胸椎の高さにあります。CV14【巨闕】は腹部の正中線、へそから上へ指８本分のところです。指圧のポイントは「心」の「気血」の巡りを刺激し、「精神」を落ち着かせること。２つのツボを同時に手のひらで鎮めます。

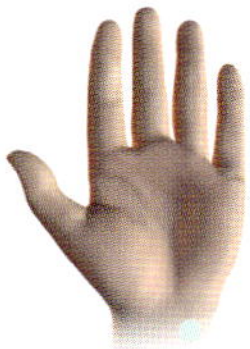

H7
【神門】
（42 ページ）

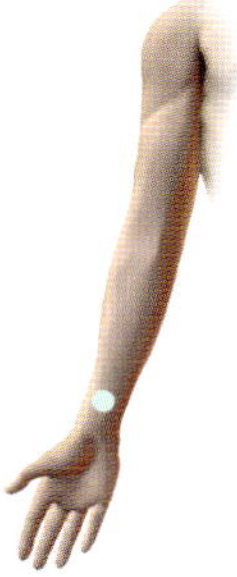

HP6
【内関】
（24 ページ）

ショック

ショックは、肉体的あるいは精神的な衝撃に対する身体の反応です。漢方医学では、これは「陽」の「気」が崩壊した状態だと考えます。顔色が青い、冷たい、じめじめしている、さらに発汗、嘔吐《おうと》、吐き気、不安、目まい、視界がぼやけるなどの症状を訴えたり、または意識不明の重症に陥るケースもあります。一般的な軽い症状については、「陽」の「気」を強め、「陰」の「気」に滋養を送ると良いでしょう。**K1【湧泉《ゆうせん》】**、**CV6【気海《きかい》】**を刺激します。さらに、**HP6【内関《ないかん》】**を鎮め、**St36【足の三里《さんり》】**を強めると効果が上がります。

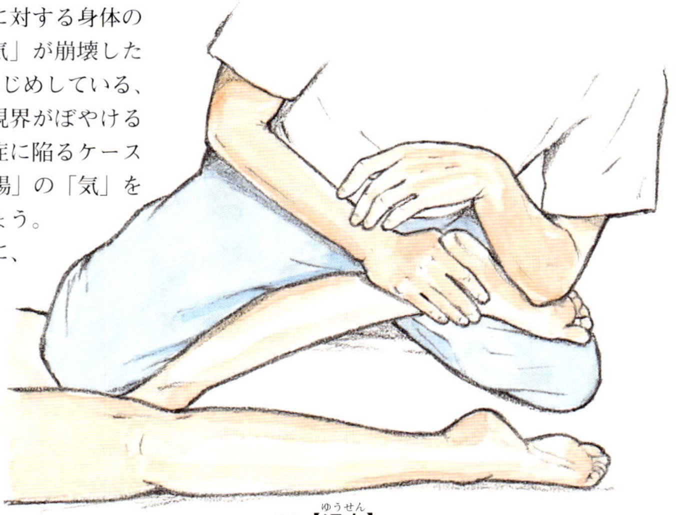

K1【湧泉《ゆうせん》】

足の裏の土踏まずにあるしわの方、指の付け根のふくらみとは色が変わるところにあるツボを探します。このツボを肘《ひじ》で強め、「腎」の「陰」を刺激し、意識を取り戻します。

注意：低血圧症の人はこのツボの刺激を避けること。

◎**注意**：ひどいショックを受けた場合、致命的なケースになる場合があります。ショックの症状があったら、とにかく患者を暖かくし、気持ちを落ち着かせることが大切です。静かに様子を見てあげ、医者を呼びましょう。意識不明の場合は救急で病院に運んでください。応急処置としては、両足を上げ、頭を一方に向けさせること、衣服をゆるめ、タオルケットをかけること、それから **GV26【水溝《すいこう》】**の指圧が効果的です(参照→ P.39)。

◎**ハーブ**：カイエンペッパーのチンキ剤を2～3滴。バークフラワーレメディーのスターオブベツレヘムを3滴。

◎**精油**：メリッサオイル

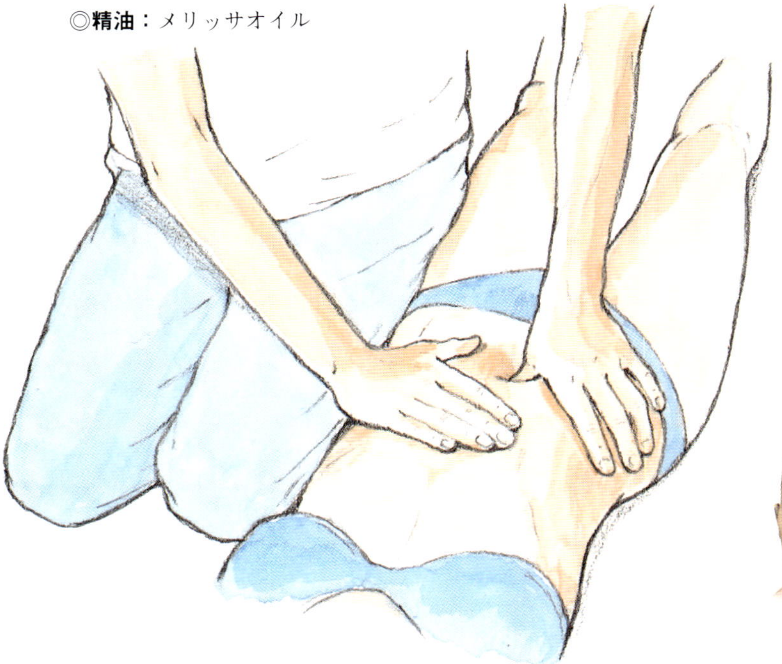

CV6【気海《きかい》】

このツボは腹部の正中線、へそから下へ指2本分のところにあります。これを親指で強めます。「肝」、「脾《ひ》」、「腎《じん》」の「陰」を強め、循環を促進し、弱った心身を元気づけます。

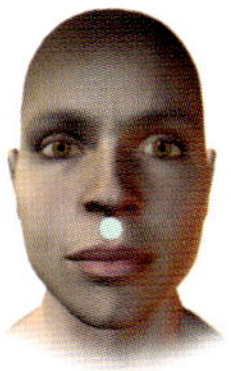

GV26
【水溝】
(39ページ)

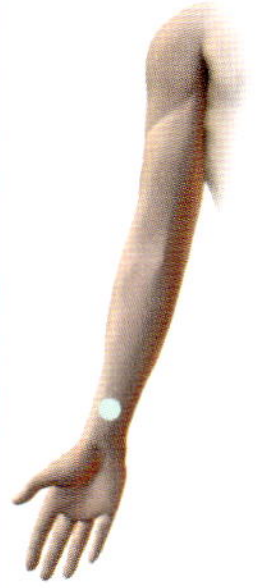

HP6
【内関】
(24ページ)

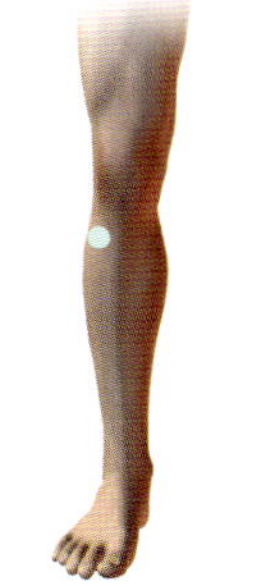

St36
【足の三里】
(25ページ)

免疫組織

Immune system

大気汚染、化学製品、偏った食事、そしてストレスなど、これらすべてが病気に対する抵抗力を弱める要因になっています。免疫力が低下すると、感染症を繰り返す、疲労、不眠、無感動の症状を訴えます。西洋医学では、これを心身症、あるいは数種類の感染症の再発だと診断します。漢方医学では、「気」を保護したり、滋養を与える体内の働きが弱くなったと捉えます。「エネルギー」が皮下で止められるため、外から「風」、「寒」、「湿」および「熱」などが侵入しやすくなった状態です。「臓腑」を強くし、閉じ込められた「エネルギー」を体表から追い払う必要があります。

ツボ刺激のテクニックについては29ページを、ハーブと精油の使用方法については30ページを参照してください。

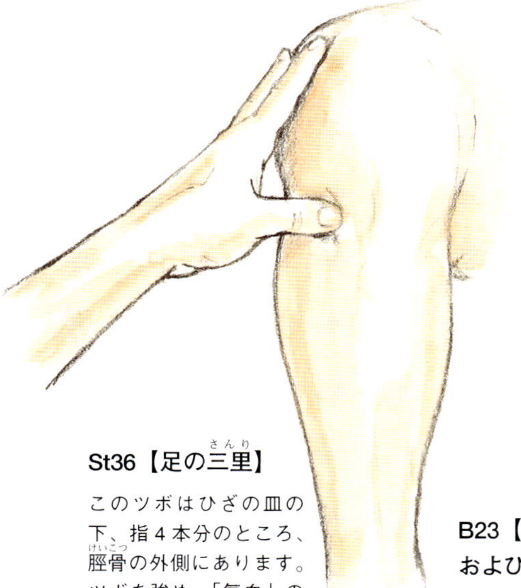

免疫組織を強くするテクニック

免疫組織のパワーアップをはかるためには、1日の内にリラックスの時間を作ったり、適度な運動、バランスの良い食事を心がけたり、鍼《はり》療法も効果的です。ここでは、指圧とハーブ療法を応用してみましょう。**B23【腎兪《じんゆ》】**、**B20【脾兪《ひゆ》】**、**B13【肺兪《はいゆ》】**、**St36【足の三里《さんり》】**を刺激します。さらに、**LI4【合谷《ごうこく》】**を強めると一層効果的です。

◎**注意**：虚弱、体重の減少、しつこい感染症、そして憂うつ症状がある場合には、専門医の診断を受けてください。妊娠中は**LI4【合谷《ごうこく》】**の刺激を避けること。

◎**ハーブ**：エキナセア

◎**中国の薬草**：オウギ、リンチー

St36【足の三里《さんり》】

このツボはひざの皿の下、指4本分のところ、脛骨《けいこつ》の外側にあります。ツボを強め、「気血」の巡りを活発にすることで、感染から身体を守ります。

B23【腎兪《じんゆ》】、B20【脾兪《ひゆ》】、およびB13【肺兪《はいゆ》】

これら3つのツボは脊柱から左右両側に指2本分のところにあります。まず、第2腰椎《ようつい》と第3腰椎の間にある**B23【腎兪】**を強め、「陰陽」の源泉である「腎」の「気」を刺激します。次に、第11胸椎《きょうつい》と第12胸椎の間にある**B20【脾兪】**を強め、「気血」の源を刺激します。最後に、第3胸椎と第4胸椎の間にある**B13【肺兪】**を強め、「肺」を強くします。

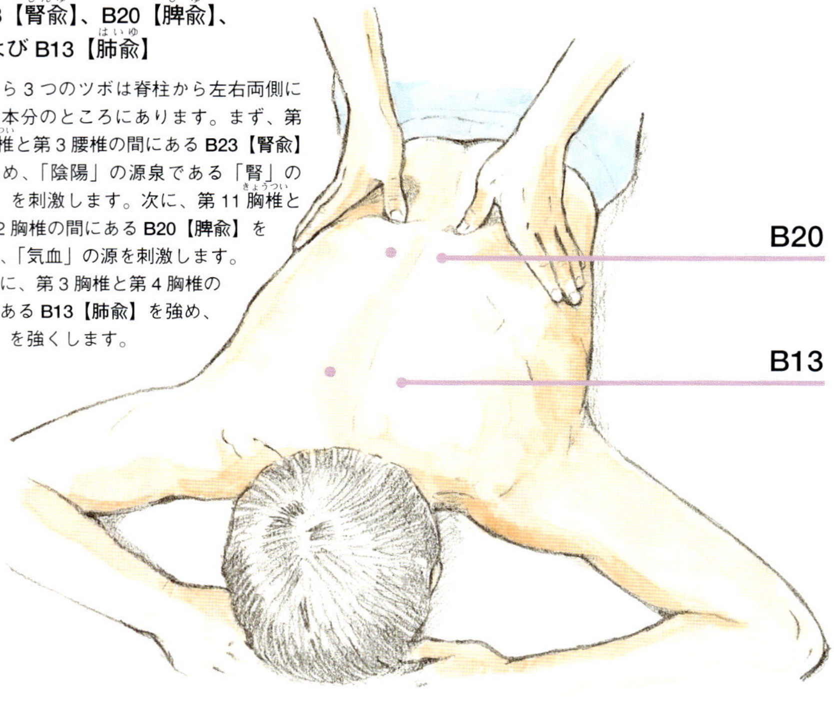

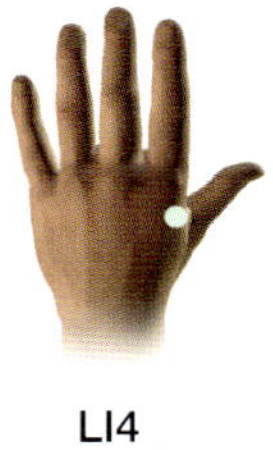

LI4
【合谷】
（24ページ）

ポストウイルス症候群／慢性的疲労症

ウイルス感染後に現れる一連の症状で、疲労、倦怠《けんたい》感、身体のほてり、冷え、頭痛、無気力、目まい、そして痛みなどを訴えます。西洋医学では、身体が衰弱しているため感染しやすくなっていると考えます。漢方医学では、これを半分は体内、半分は体外で「気」が閉じ込められた状態と捉えます。せき止められた「気」を体表へ散らすことで、症状を和らげていきます。**TH6【支溝《しこう》】**、**GV14【大椎《だいつい》】**、**GB41【臨泣《りんきゅう》】**を刺激します。

◎**注意**：この症状については、ホリスティックな治療プログラムが必要です。専門家のアドバイスを受けてください。

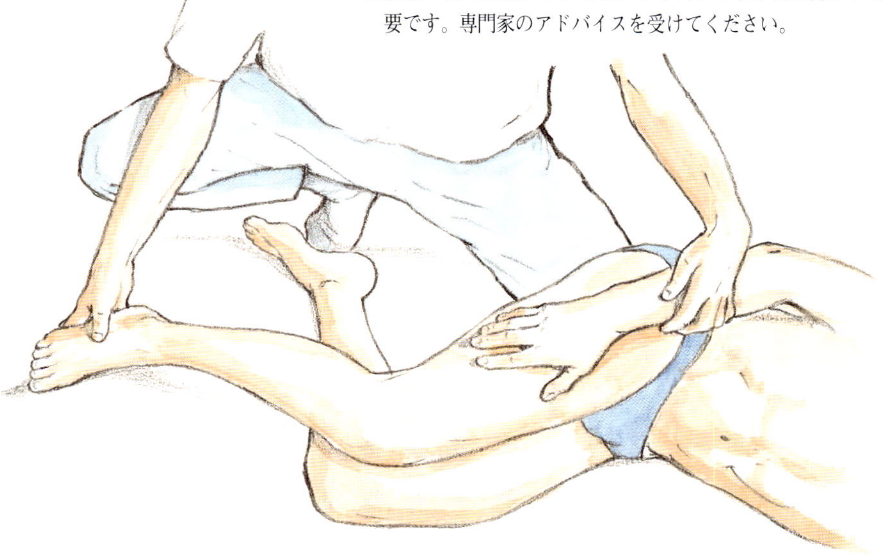

TH6【支溝《しこう》】および GB41【臨泣《りんきゅう》】

TH6【支溝】は腕の内側、手首から上へ指４本分のところにあります。このツボを力強く散らし、滞ったものを動かし、上半身から下半身に流れる「気」のバランスを整えます。**GB41【臨泣】**は足の甲側にある腱《けん》の上、第４指と第５指の骨が混じり合うしわのところにあります。このツボを力強く散らすことで、「湿熱」を追い払い、上昇している「肝」の「気」を抑え、体内および体外に表れた症状を和らげます。

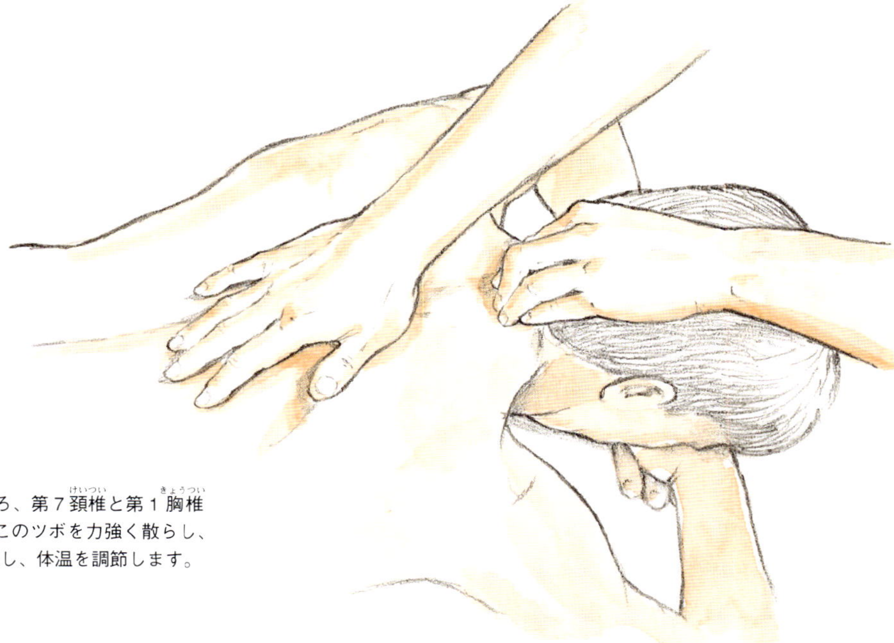

GV14【大椎《だいつい》】

このツボは首の後ろ、第７頸椎《けいつい》と第１胸椎《きょうつい》の間にあります。このツボを力強く散らし、「陽経」をきれいにし、体温を調節します。

しつこいインフルエンザ

抵抗力が弱まったため、インフルエンザがなかなか治らない時、西洋医学では抗生物質を処方する以外に方法はありません。漢方医学では、原因として偏った食事、乱れた生活習慣、およびストレスに注意を払います。そして「肺経」の「気」が弱くなり、体表で「気」を保護する力が弱くなった状態だと診断します。指圧のポイントは「肺」を強め、「気」を保護し、体表でせき止められた「気」をきれいにすることです。**TH5【外関《がいかん》】**、**Lu7【列缺《れっけつ》】**を刺激します。さらに、**B13【肺兪《はいゆ》】**、**LI4【合谷《ごうこく》】**、**CV6【気海《きかい》】**を強めると一段と効果が上がります。

◎**注意**：この症状については、ホリスティックな治療プログラムが必要です。専門家のアドバイスを受けてください。妊娠中は**LI4【合谷《ごうこく》】**の刺激を避けること。

◎**ハーブ**：マーシュマロウの根、マレイン

◎**精油**：ラベンダー、パイン

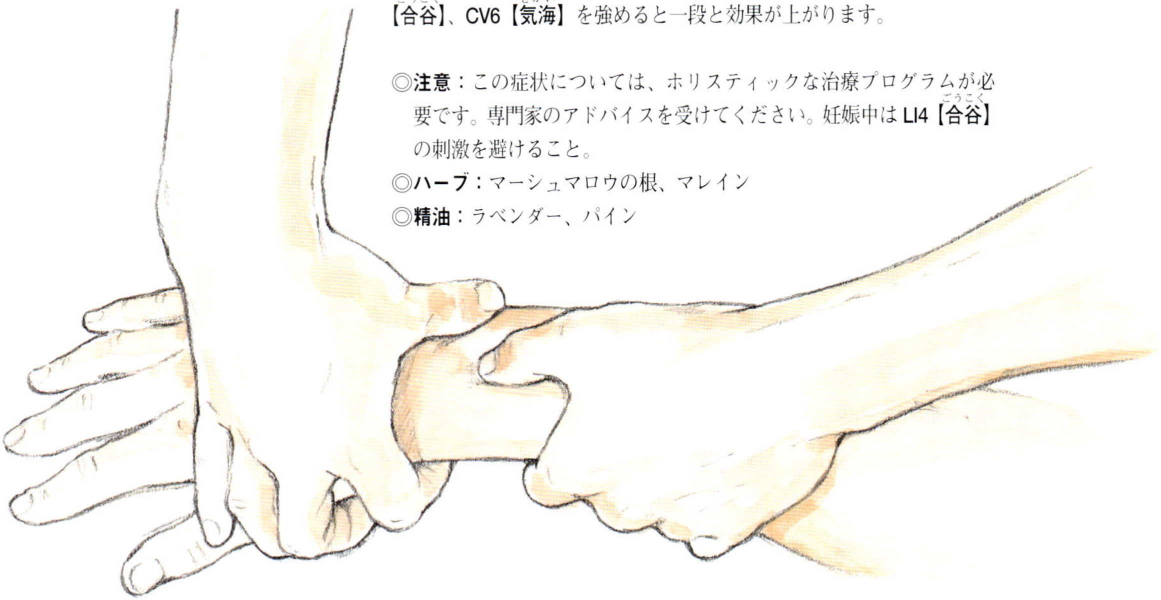

TH5【外関《がいかん》】およびLu7【列缺《れっけつ》】

TH5【外関】は腕の内側、手首から上へ指2本分のところにあります。このツボを散らし、体表をきれいにし、「風」など外邪の侵入を防ぎます。**Lu7【列缺】**は手首のしわの上、親指寄りに指2本分のところ、橈骨《とうこつ》のはずれにあります。このツボを散らすことで、体表をきれいにし、「肺」を強め、「気」を守ります。

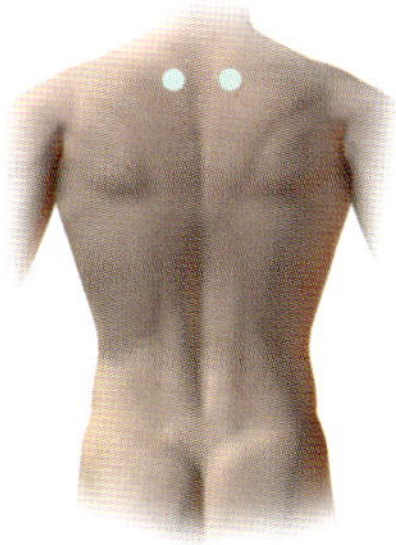

B13
【肺兪】
（46ページ）

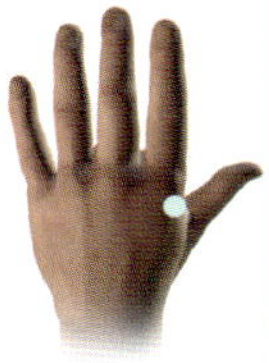

LI4
【合谷】
（24ページ）

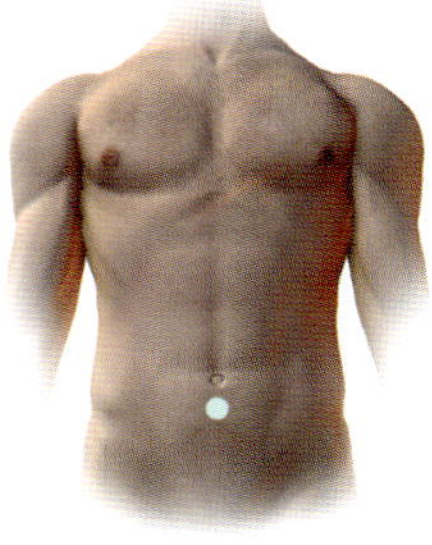

CV6
【気海】
（26ページ）

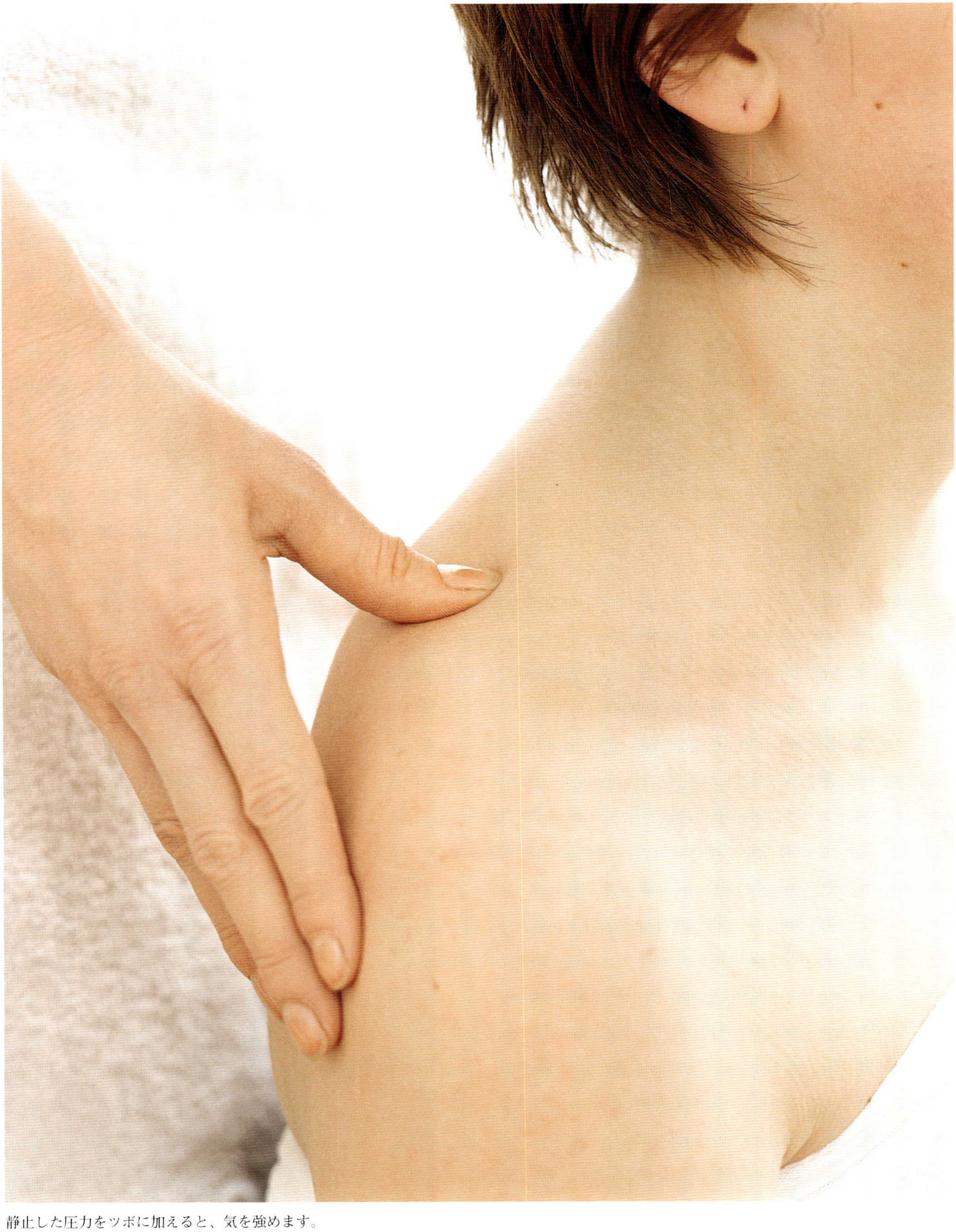

静止した圧力をツボに加えると、気を強めます。

呼吸器系

Respiration

空気の汚れたところで呼吸し、いろいろな添加物が混じり合った飲食物（インスタント食品、乳製品など）を口にしている現代人の生活環境および生活習慣が、呼吸器系のトラブルを誘発しています。西洋医学では、呼吸器系の病気の原因は、感染、アレルギー反応、そして、あるいは虚弱体質だと捉えます。漢方医学では、「風」、「寒」、「湿」などの外的要因に注目します。これらの外邪は不規則な食生活が続き、体力が弱くなった時に侵入し、病気を作ります。「肺」を強くし、体表をきれいにし、侵入してきた外邪を追い払う必要があります。

ツボ刺激のテクニックについては 29 ページを、ハーブと精油の使用方法については 30 ページを参照してください。

風邪

西洋医学では、一般的に風邪は上気道の感染症だと捉えます。風邪の症状はさまざまで、発熱、頭痛、肩凝り、外気や冷えを嫌う、どことない関節の痛み、無汗など、人によっても違ってきます。漢方医学では、風邪は「風寒」の侵入のサインとして考えます。指圧のポイントは「風寒」を散らし、「肺」を強くすることです。**Lu7【列缺《れっけつ》】**、**GV14【大椎《だいつい》】**を刺激します。さらに、**LI4【合谷《ごうこく》】**、**GB20【風池《ふうち》】**を散らすと一層効果的です。

◎**注意：**妊娠中は **LI4【合谷《ごうこく》】**の刺激を避けること。
◎**ハーブ：**ジンジャーの小枝、シナモンスパイス ティー
◎**精油：**ブラックペッパー、ユーカリ

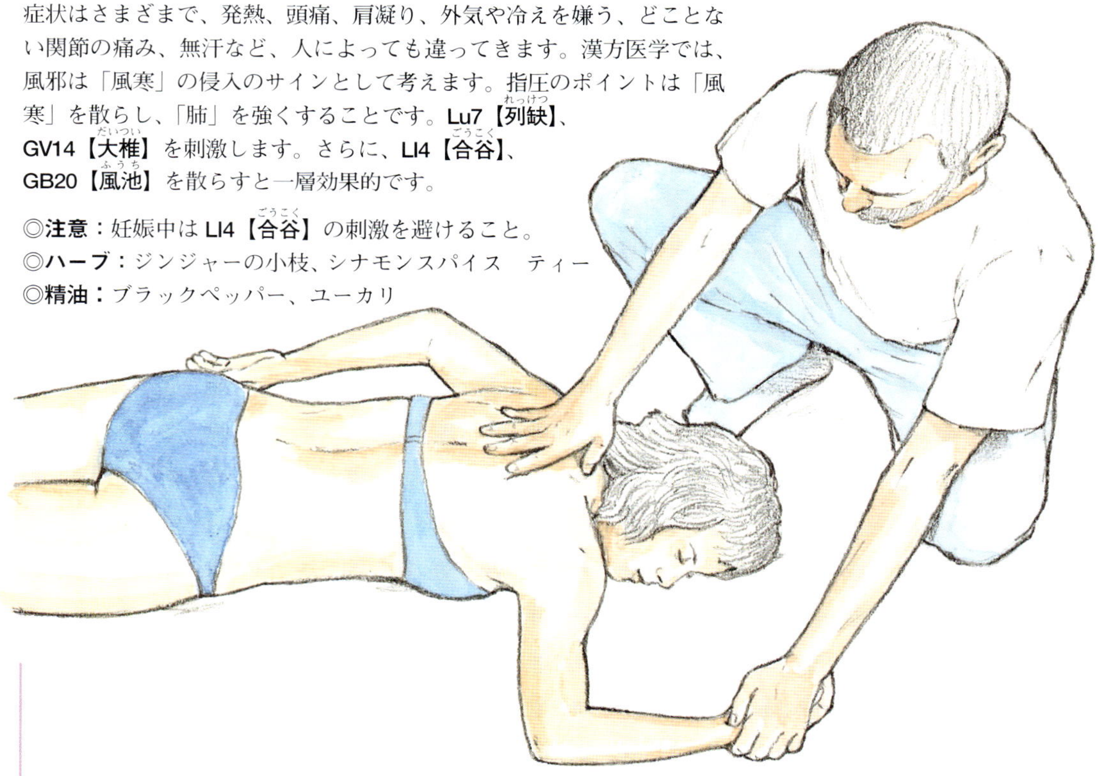

Lu7【列缺《れっけつ》】および GV14【大椎《だいつい》】

手首のしわから上へ橈骨《とうこつ》の親指側、指 2 本分のところにある **Lu7【列缺】**を探します。このツボを散らし、体表をきれいにし、「肺」を強めます。**GV14【大椎】**は首の後ろ、第 7 頚椎《けいつい》と第 1 胸椎《きょうつい》の間にあります。このツボを散らし、「陽経」をきれいにし、「風寒」を取り除きます。

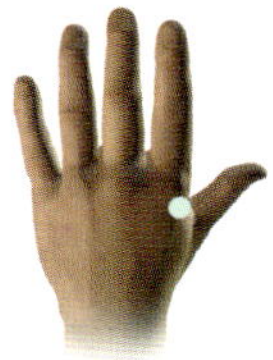

LI4
【合谷】
（24 ページ）

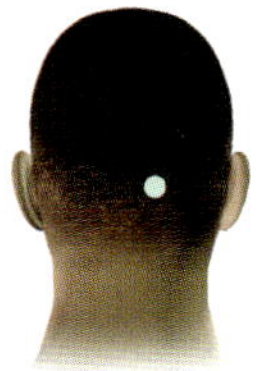

GB20
【風池】
（27 ページ）

インフルエンザ

毎年のようにインフルエンザが流行すると、西洋医学の医者たちは警戒を呼びかけます。感染力の強いインフルエンザのウイルスがまた別のウイルスを併発させ、増殖し、猛威をふるうこの病気はリスクの高い伝染病のひとつです。発熱、渇《かわ》き、頭痛、汗、胸の凝り、鼻づまりなどの症状を訴えます。漢方医学は、これを「風熱」が体表および「肺」に侵入したことが原因だと捉えます。指圧のポイントは「風熱」を追い払い、「肺」を強くすることです。**LI11【曲池《きょくち》】**、**Lu10【魚際《ぎょさい》】**を刺激します。さらに、**LI4【合谷《ごうこく》】**、**GB20【風池《ふうち》】**を散らすと一層効果的です。

◎**注意**：妊娠中は**LI4【合谷《ごうこく》】**の刺激を避けること。
◎**ハーブ**：ペパーミント、エルダーフラワー、セイヨウタンポポ、ゴボウ
◎**精油**：ラベンダー、レモン
◎**注意**：レモンオイルは希釈して使用。敏感肌には使用しないこと。

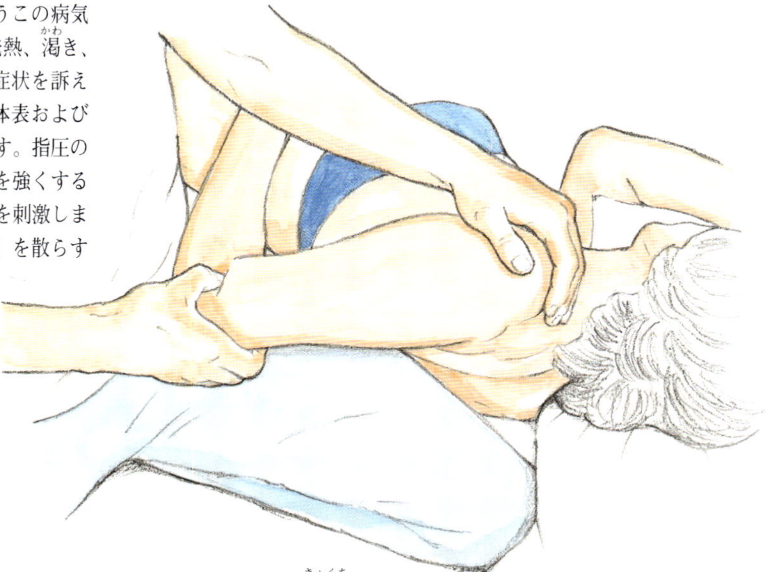

LI11【曲池《きょくち》】

このツボは肘《ひじ》を曲げた時にできるしわの外端にあります。このツボを散らし、「風熱」を体表から追い払います。

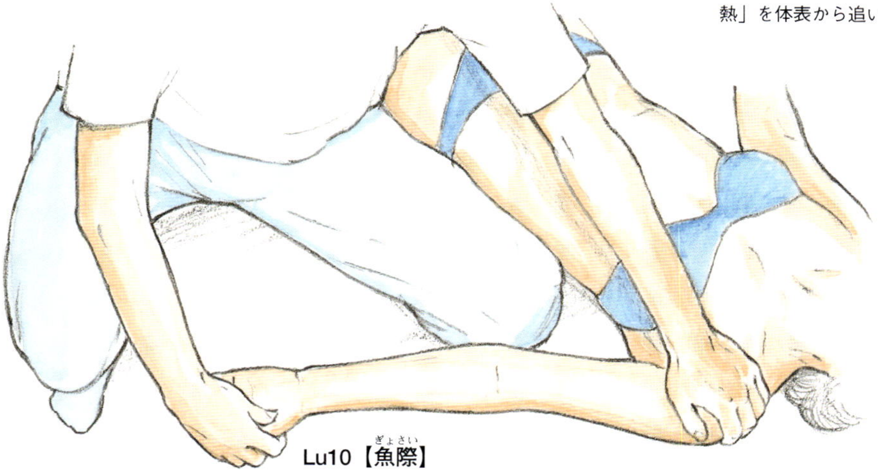

Lu10【魚際《ぎょさい》】

手首のしわから、手のひらに向かった親指寄り、指2本分のところにあるツボを探します。このツボを散らし、「肺」に侵入した「熱」を追い払います。

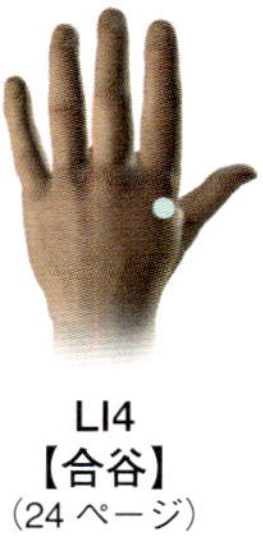

LI4
【合谷】
（24ページ）

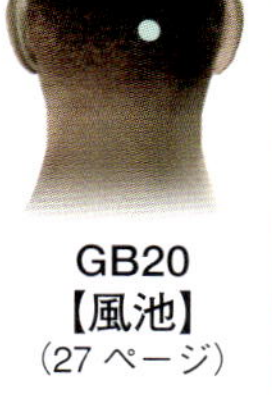

GB20
【風池】
（27ページ）

副鼻腔《びこう》炎

西洋医学によれば、静脈洞の炎症はアレルギー体質および感染が原因になっていると考えます。漢方医学では、これは「風」、「寒」、「湿」の侵入と停滞、および「肺」の機能の衰えが原因だと診断します。症状は鼻水、鼻づまり、痰《たん》などを訴えます。指圧のポイントは鼻孔を広げ、体表をすっきりさせ、「肺」を強くすることです。LI20【迎香《げいこう》】、【上迎香《かみげいこう》】を刺激します。さらに、【印堂《いんどう》】、LI4【合谷《ごうこく》】、GB20【風池《ふうち》】を散らすと一層効果が上がります。

◎**注意**：妊娠中は **LI4【合谷《ごうこく》】**の刺激を避けること。

◎**ハーブ**：マーシュマロウ

◎**精油**：パイン、ラベンダー、バジル

◎**注意**：妊娠中はバジルの精油の使用は避けること。

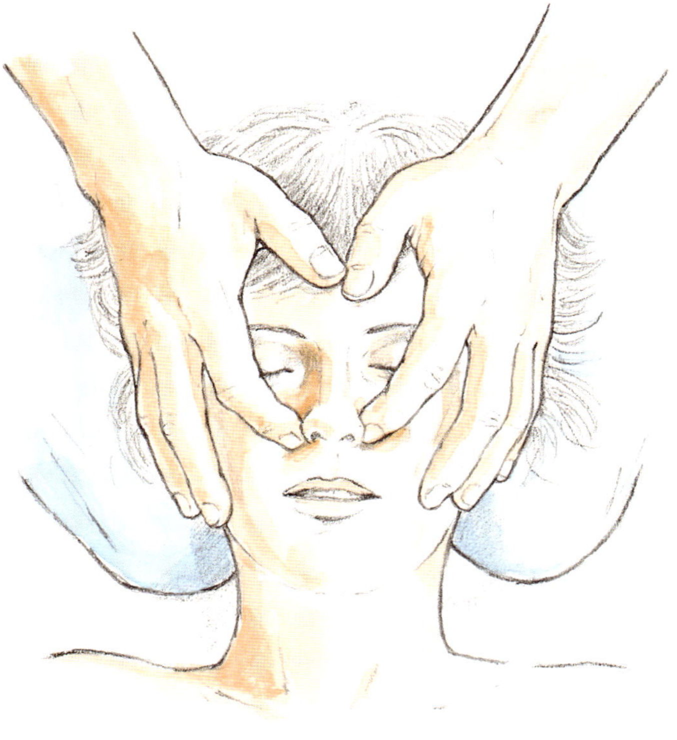

LI20【迎香《げいこう》】

鼻孔の左右両側にこのツボがあります。左右２つのツボを同時に散らし、「風」を追い払い、鼻の通りを良くします。

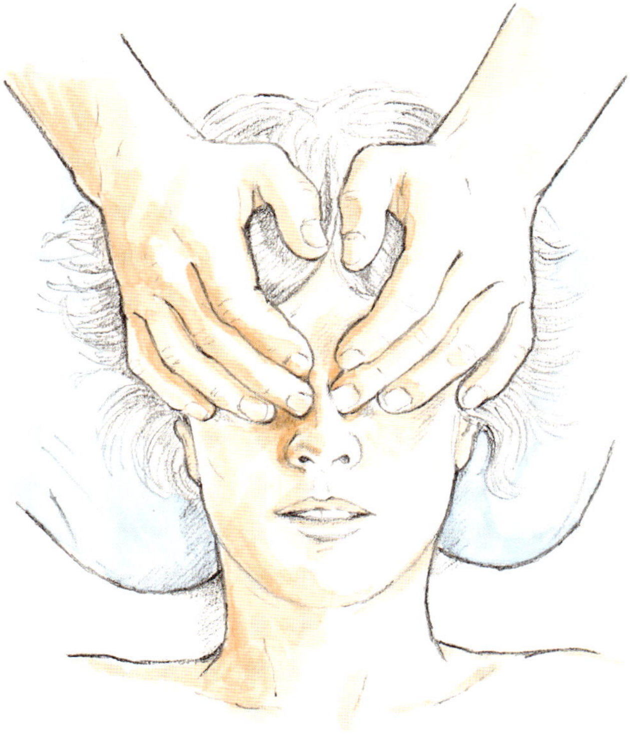

【上迎香《かみげいこう》】

このツボは鼻柱の左右両側、真ん中のあたりにあります。左右２つのツボを同時に散らし、「風寒」を追い払い、鼻の通りを良くします。

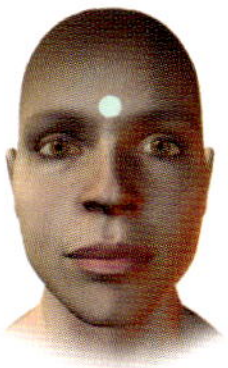

【印堂】
（40 ページ）

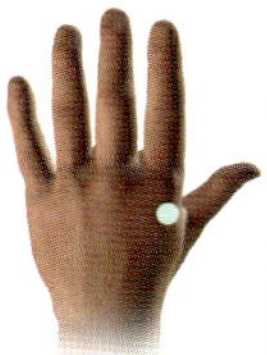

LI4
【合谷】
（53 ページ）

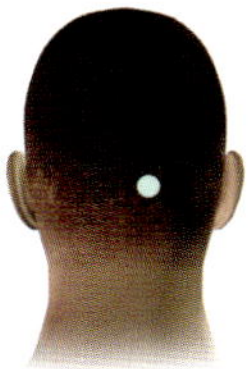

GB20
【風池】
（27 ページ）

のどの痛み

西洋医学では、のどの痛みは風邪あるいはインフルエンザの兆候のひとつだと診断します。のどの痛み自体、体力が低下していることが原因です。漢方医学では、「肺」および上気道に入った「熱」が原因だと診断します。指圧のポイントは「肺」を冷やし、身体に侵入した「熱」を追い払うことです。**Lu11【少商《しょうしょう》】**、**LI4【合谷《ごうこく》】**を刺激します。

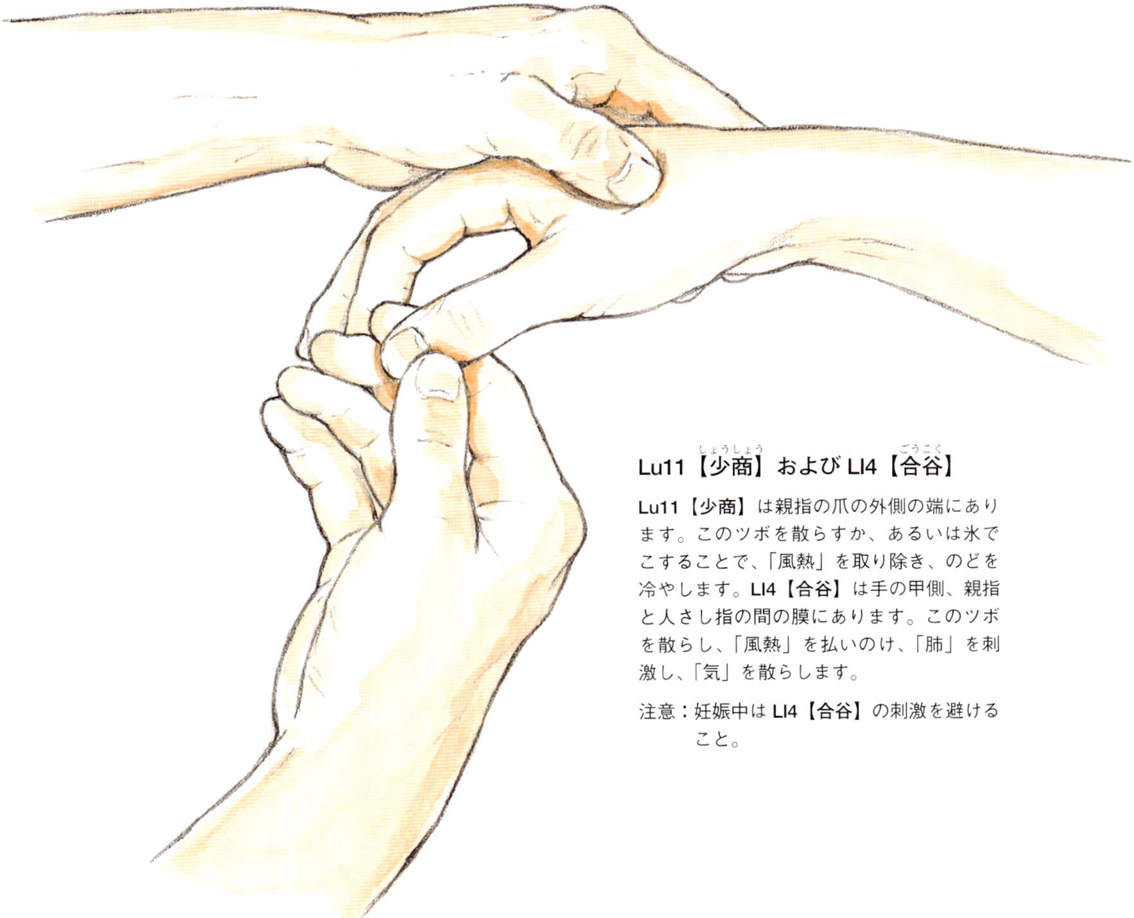

Lu11【少商《しょうしょう》】およびLI4【合谷《ごうこく》】

Lu11【少商】は親指の爪の外側の端にあります。このツボを散らすか、あるいは氷でこすることで、「風熱」を取り除き、のどを冷やします。**LI4【合谷】**は手の甲側、親指と人さし指の間の膜にあります。このツボを散らし、「風熱」を払いのけ、「肺」を刺激し、「気」を散らします。

注意：妊娠中は**LI4【合谷】**の刺激を避けること。

ぜんそく

ぜんそくの発作は急性の（一時的な）症状が一般的で、おさまってしまえばあとは何ともないのが特徴です。発作が繰り返し起これば、慢性のぜんそくです。西洋医学では、気管支にアレルギー反応が起こったものと捉えます。ぜーぜーを伴う呼吸困難、痛み、その後、ひどい咳《せき》に苦しむことがあります。漢方医学では、「肺」や「腎《じん》」の機能が弱くなっていると考えます。「風寒」が突然、体内に侵入した症状と併発します。指圧のポイントは胸部をリラックスさせ、「肺」をきれいにし、「腎」を強くすることです。弱められた体内の「エネルギー」を活性化する必要があります。**Lu6【孔最《こうさい》】**、**【定喘《ていぜん》】**を刺激します。発作が治まっている時に、**B13【肺兪《はいゆ》】**、**B23【腎兪《じんゆ》】**を強め、**LI4【合谷《ごうこく》】**を散らします。

漢方薬がぜんそくにとても効果的です。ぜひ、専門の漢方医の指示を受けてください。

◎**注意**：突然、呼吸が困難になってしまった場合には、
すぐに医者の診察を受けてください。
妊娠中は**LI4【合谷《ごうこく》】**の刺激を避けること。

◎**ハーブ**：エレカンペーンの根、
ネトル、タイム

◎**精油**：ラベンダー、ジンジャー、
パイン

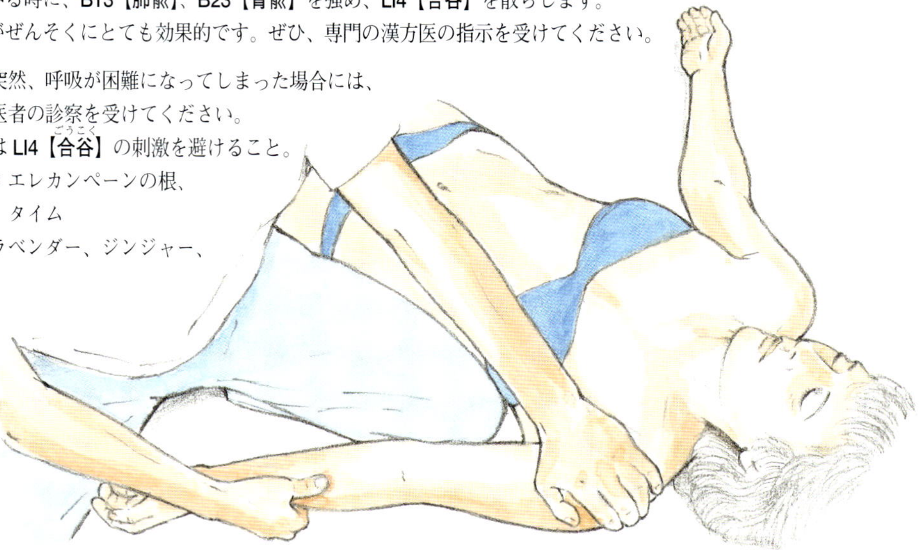

Lu6【孔最《こうさい》】

このツボは腕の内側、手首のしわから親指寄り、指7本分のところにあります。このツボを散らし、「肺」を整え、発作を治まるよう、「肺」の「気」を減少させます。

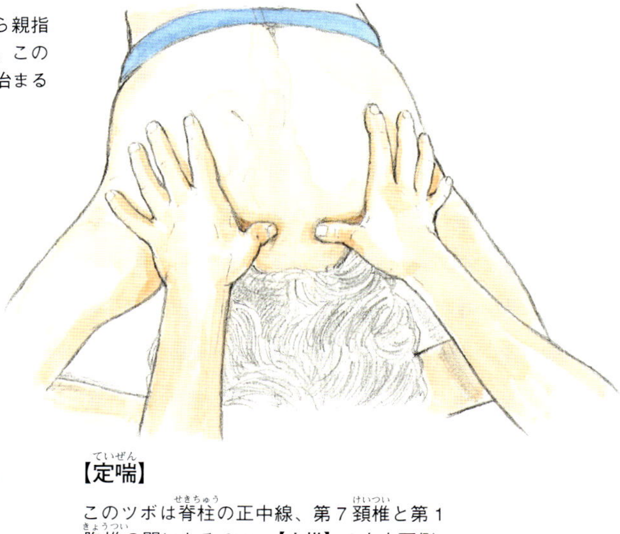

【定喘《ていぜん》】

このツボは脊柱《せきちゅう》の正中線、第7頸椎《けいつい》と第1胸椎《きょうつい》の間にある**GV14【大椎】**の左右両側、親指半分のところにあります。左右2つのツボを散らし、ジンジャーオイルでマッサージします。発作を抑え、胸部が締めつけられるような不快感を和らげます。

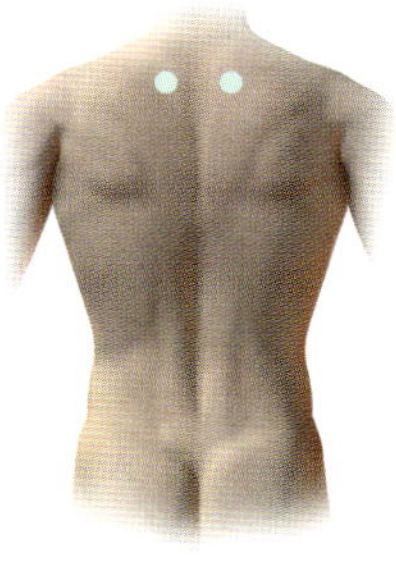

B13
【肺兪】
（55ページ）

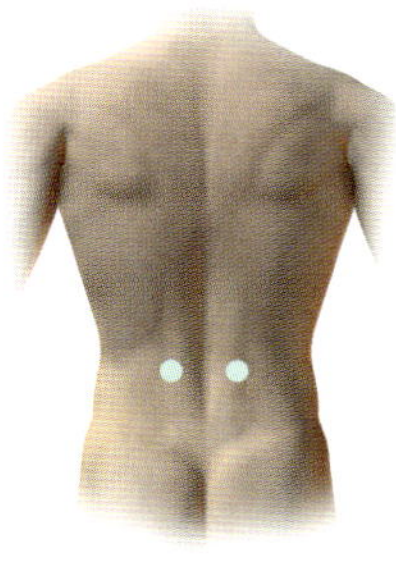

B23
【腎兪】
（27ページ）

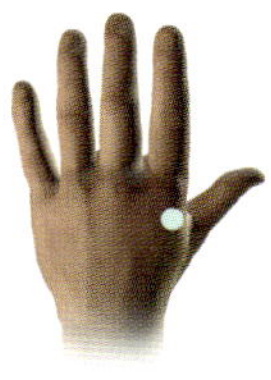

LI4
【合谷】
（24ページ）

気管支炎

西洋医学によれば、粘液を分泌する気管支の膜が炎症を起こしたのが気管支炎です。短く、速い呼吸、ぜーぜー、咳《せき》感染の症状があります。漢方医学では、水分代謝のアンバランス、「肺」が弱くなったことが原因だと捉えます。指圧のポイントは「肺」を強くし、胸を開き、水分代謝を調整することです。急性でも慢性でも、**CV17【膻中《だんちゅう》】**、**B13【肺兪《はいゆ》】**、**Lu1【中府《ちゅうふ》】**を刺激します。慢性の場合には、**Lu9【太淵《たいえん》】**の刺激を加えます。さらに**Sp6【三陰交《さんいんこう》】**、**St36【足の三里《さんり》】**を強めると一層効果が上がります。

◎**注意**：専門医のアドバイスを補助する自助療法として、指圧を応用してください。妊娠中は**Sp6【三陰交《さんいんこう》】**の刺激を避けること。

◎**ハーブ**：ワイルドチェリーの樹皮、エレカンペーンの根、エキナセア、マレイン、ラングワート、ソーパルメット

◎**精油**：ラベンダー、パイン

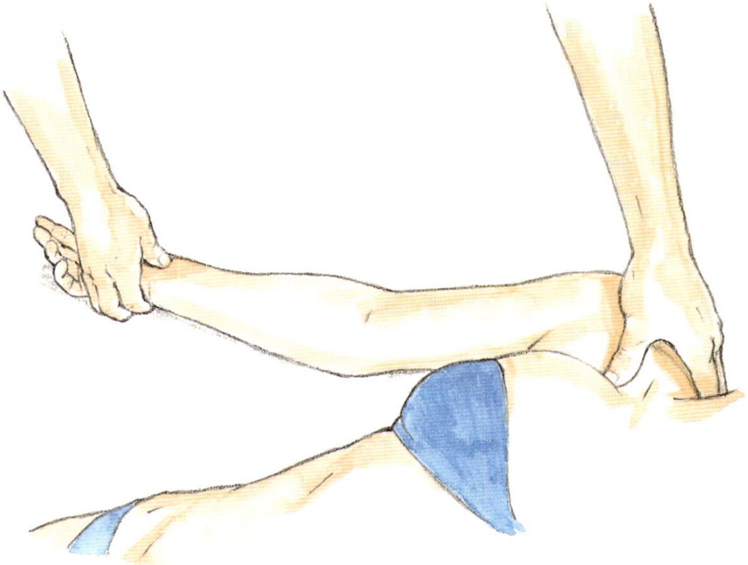

Lu1【中府《ちゅうふ》】および Lu9【太淵《たいえん》】

Lu1【中府】は鎖骨の肩側の下、肩の前に出た骨の下にあります。急性の場合にはこのツボを散らし、慢性の場合には強めます。指圧のポイントは胸部の充満を軽減し、粘液を動かすこと。**Lu9【太淵】**は手のひら側、手首のしわの親指寄りにあります。このツボを強め、「肺」の「陰」を強め、「痰《たん》」をきれいにします。

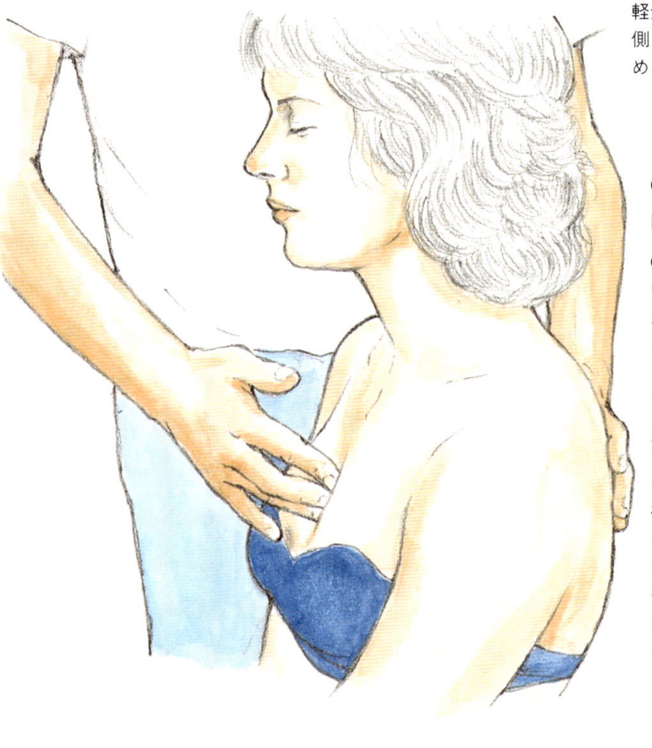

CV17【膻中《だんちゅう》】および B13【肺兪《はいゆ》】

CV17【膻中】は胸骨の真ん中、両乳首の間にあります。急な発作の場合にはこのツボを鎮め、慢性の場合には強めます。これは「肺」の「気」を刺激し、粘液を動かす効果があります。**B13【肺兪】**は脊柱《せきちゅう》から左右両側に指２本分のところ、第３胸椎《きょうつい》と第４胸椎の高さ、肩甲骨の間にあります。急性の場合にはこのツボを散らし、慢性の場合には強めます。これは「肺」を強め、「熱」を追い払う効果があります。

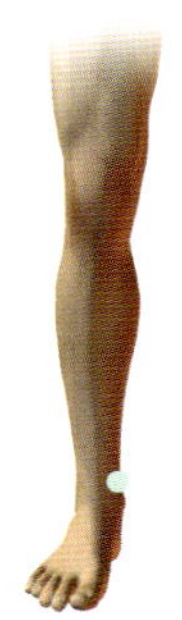

Sp6
【三陰交】
（25 ページ）

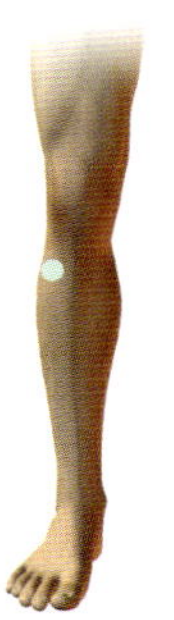

St36
【足の三里】
（25 ページ）

呼吸法のための指圧のテクニック

Shiatsu techniques to improve respiration

私たちは、長時間、座っていることでますます姿勢が悪くなり、呼吸法も悪くなってきています。現代人の毎日は緊張の連続だといえるでしょう。肺の一部分でしか呼吸しない人がほとんどです。生まれつき肺の弱い人は、ゆったりとした深い呼吸は無理かもしれません。一般的に言えば、肺の一部しか使っていないとしたら、呼吸器の疾患を招きやすくなります。そこで呼吸器系を強める指圧のテクニックを紹介します。

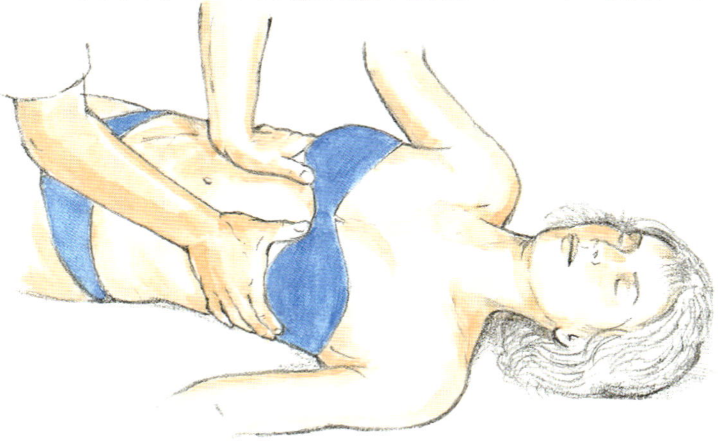

肋《ろっ》骨を押すテクニック

指圧を受ける人は仰向けになります。施療者はそのそばで、片ひざをつき、楽な態勢を見つけましょう。両方の手のひらを広げ、相手の肋骨の下の方に当て、両手で肋骨を大きく包みます。相手が息を吸う時、両手をぴったり肋骨に当て、離さないように気を付けながら、肋骨の広がりを両手全体で感じるようにします。息を吐く時は、軽く押してあげ、完全に息を吐くよう促します。これを３～４回繰り返します。相手の呼吸のリズムを無理に乱さないように気を付けます。

呼吸器系を強めるテクニック

漢方医学によれば、呼吸は「肺」だけではなく「腎《じん》」の働きとして捉えます。「腎」は「肺」の「気」を「引き下げる」機能があるからです。**CV6【気海《きかい》】**、**CV17【膻中《だんちゅう》】**を同時に刺激し、この「腎」の機能を促進します。両手のつながり（参照→ P.28）に集中し、ゆったりとした深い呼吸をするよう、励まします。

CV6【気海《きかい》】および CV17【膻中《だんちゅう》】

CV6【気海】は腹部の正中線、へその下、指２本分のところにあります。このツボを強め、「肺」に侵入した「湿」を追い払い、「腎」および身体の他の器官を強めます。**CV17【膻中】**は胸骨のところ、両乳首の真ん中にあります。このツボを鎮め、「肺」の「気」を刺激し、粘液をきれいにします。

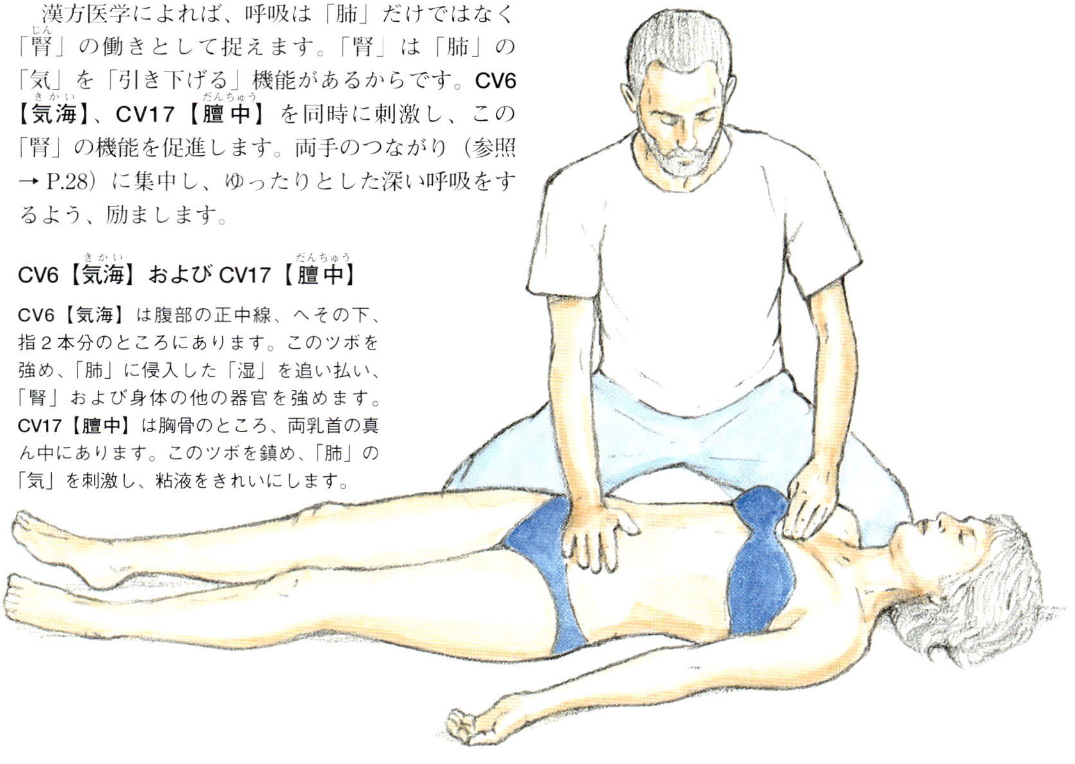

消化不良

Digestion

インスタント食品があふれる現代人の日常生活の中では、なかなか十分な時間をかけて準備したり、食事を楽しむことを忘れてしまいがちです。体内の消化器官は、こうした手間のかからない飲食物の猛攻撃に対して、反撃します。その結果、腸の消化機能は弱まってしまいます。症状は食欲不振から潰瘍《かいよう》、がんに至るまでさまざまです。西洋の医者は、ここ最近、食生活を改善する必要性を認識しているところです。規則正しい食生活、バランスの取れた食事、消化の時間をしっかり取ることが健康に欠かせないこと、これは漢方医学の根本的な考え方です。「脾《ひ》」と「胃」を刺激することで、口から入った飲食物を「気」や「血」に変える働きを促し、消化作用を良くします。

◎**注意**：急性（一時的）あるいは慢性（長く続く）の症状があります。もし症状がひどい場合には専門医の診断を受けてください。

ツボ刺激のテクニックについては 29 ページを、ハーブと精油の使用方法については 30 ページを参照してください。

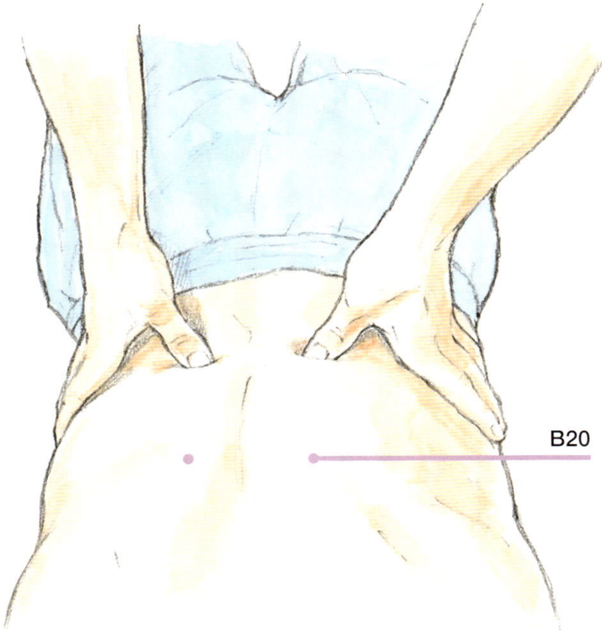

消化不良／食欲不振

いくら食事の内容に注意しても、消化不良を起こしてしまう人がいます。全身がだるい、食欲がない、お腹が張る、ガスがたまる、虚弱、ゆるい便などの症状を訴えます。西洋では軽い消化機能低下と診断します。漢方医学では、これは「脾」や「胃」が弱くなった状態だと捉えます。指圧のポイントは「脾」と「胃」の機能を強めることです。**B23【腎兪《じんゆ》】**、**B20【脾兪《ひゆ》】**を刺激します。さらに、**GV4【命門《めいもん》】**、**Sp6【三陰交《さんいんこう》】**、**St36【足の三里《さんり》】**、**St25【天枢《てんすう》】**を強めると一層効果的です。

◎**注意**：妊娠中は**Sp6【三陰交《さんいんこう》】**の刺激を避けること。

◎**ハーブ**：フェンネル、メドウスイート、ウッドベトニー、カルダモン、シナモン

◎**精油**：カモミール、ベルガモット

B23【腎兪《じんゆ》】および B20【脾兪《ひゆ》】

B23【腎兪】、B20【脾兪】は脊柱《せきちゅう》の左右両側、指２本分のラインにあります。B23【腎兪】は第２腰椎《ようつい》と第３腰椎の高さです。左右２つのツボを強め、身体の熱源である「腎」の「陽」を増加させます。B20【脾兪】は第11胸椎《きょうつい》と第12胸椎の高さです。左右２つのツボを強め、「脾」を強めます。消化を助け、「気血」をどんどん作ります。

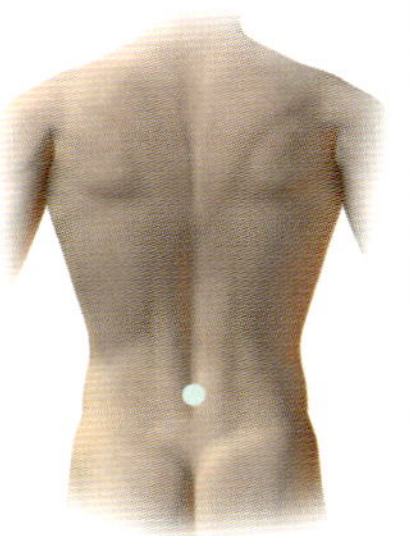

GV4
【命門】
（38 ページ）

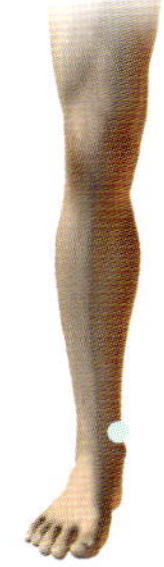

Sp6
【三陰交】
（25 ページ）

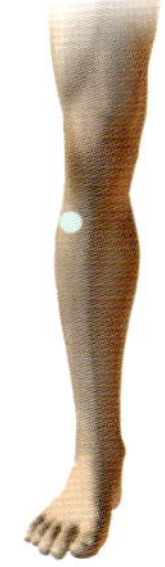

St36
【足の三里】
（25 ページ）

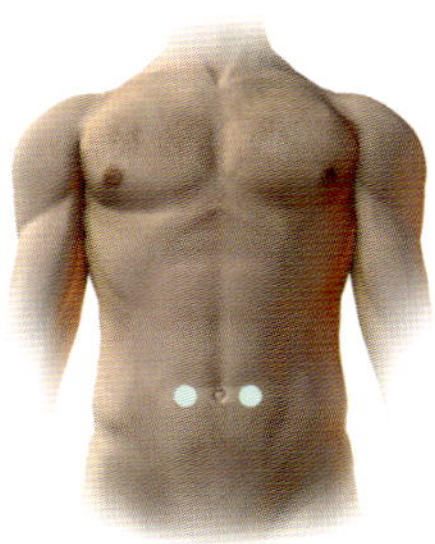

St25
【天枢】
（58 ページ）

消化不良および吐き気

暴飲暴食、食べるのが早いなどの習慣がもとで、腹部の膨張、満腹感、げっぷ、お腹が張る、腹痛、嘔吐《おうと》の症状を起こします。漢方でも西洋医学でも、飲食物がしっかり消化されず、停滞していると診断します。指圧のポイントは腸内にたまった老廃物を拡散し、「脾《ひ》」や「胃」を刺激し、腸内の循環を促進することです。**CV12【中脘《ちゅうかん》】**、**Liv13【章門《しょうもん》】**、**St25【天枢《てんすう》】**を刺激します。さらに、**HP6【内関《ないかん》】**を静め、**St36【足の三里《さんり》】**を散らすと効果が高まります。

◎**注意**：吐き気のある人は、仰向けにしないこと。

◎**ハーブ**：ペパーミント、ジンジャー、キャラウェイ、アルファルファ

◎**精油**：ラベンダー、フェンネル

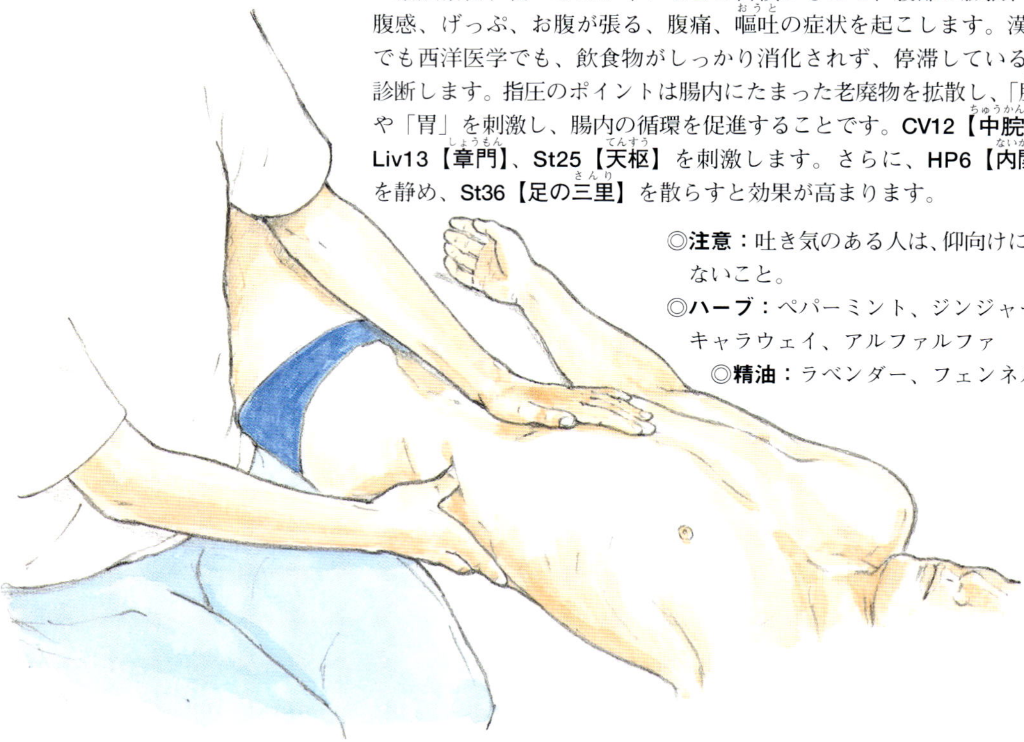

CV12【中脘《ちゅうかん》】および Liv13【章門《しょうもん》】

CV12【中脘】は腹部の正中線、へその上、指４本分のところにあります。このツボを散らし、「脾」と「胃」を刺激し、停滞物を動かし、吐き気を抑えます。**Liv13【章門】**は第 11 肋《ろっ》骨の下、肋骨の一番下の端、股《こ》関節のところにあります。このツボを散らし、「胃」にたまった老廃物を動かし、「脾」を刺激します。

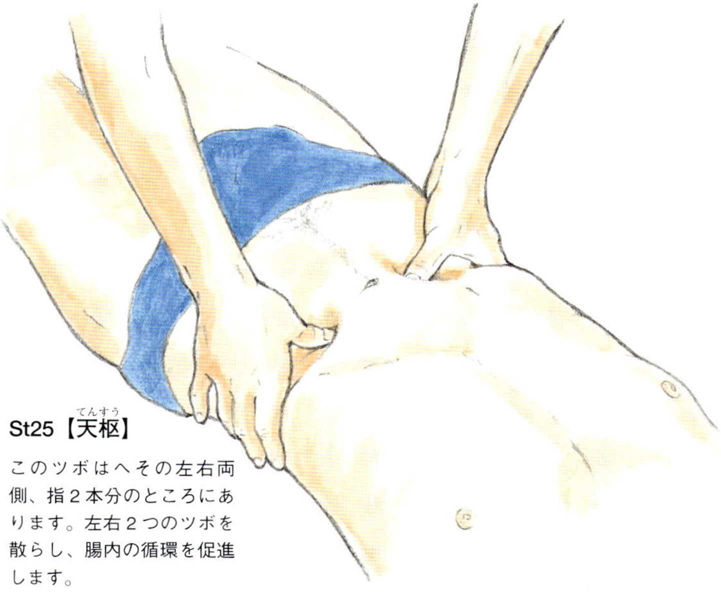

St25【天枢《てんすう》】

このツボはへその左右両側、指２本分のところにあります。左右２つのツボを散らし、腸内の循環を促進します。

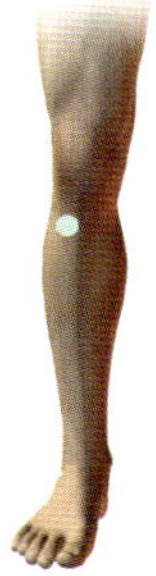

St36
【足の三里】
（59 ページ）

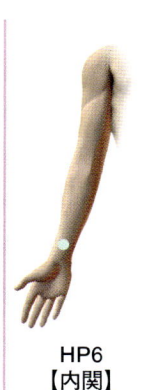

HP6
【内関】
（24 ページ）

胃酸過多症

これは偏った食事、食べ過ぎ、そしてストレスなどにより、「胃」から分泌される塩酸量が多くなった症状です。激痛、吐きもどし、胸やけ、吐き気を訴えます。西洋の医者は制酸剤を処方します。しかし、これは「胃」が酸を分泌するのを助長してしまい、酸性の状態をもっと長引かせます。できるだけこのような薬の副作用は避けたいものです。食事療法が身体にはより安全です。漢方では、「胃」の中で「熱」が停滞し、超過している状態と診断し、その「熱」を払いのけ、「胃」を冷やす治療を行います。**St43【陥谷《かんこく》】**、**St44【内庭《ないてい》】**、**St41【解谿《かいけい》】**、**St36【足の三里《さんり》】**のツボを刺激します。

◎**ハーブ：**ディル、カモミール
◎**精油：**ベルガモット、カモミール

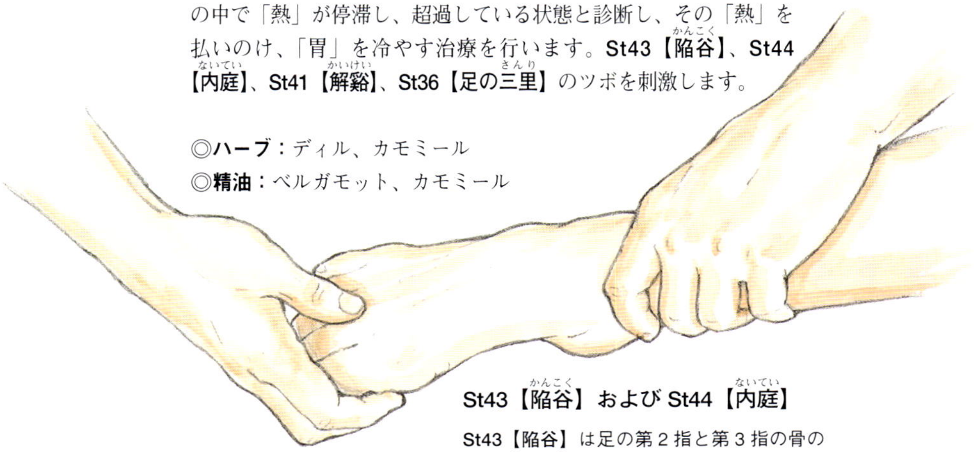

St43【陥谷《かんこく》】および St44【内庭《ないてい》】

St43【陥谷】は足の第2指と第3指の骨の接点にあるくぼみのところにあります。このツボを散らし、「胃」を冷やします。**St44【内庭】**は足の甲側、第2指と第3指の付け根の水かき状の膜のところにあります。ツボを散らし、「胃」の満腹感を和らげ、「熱」を追い払います。

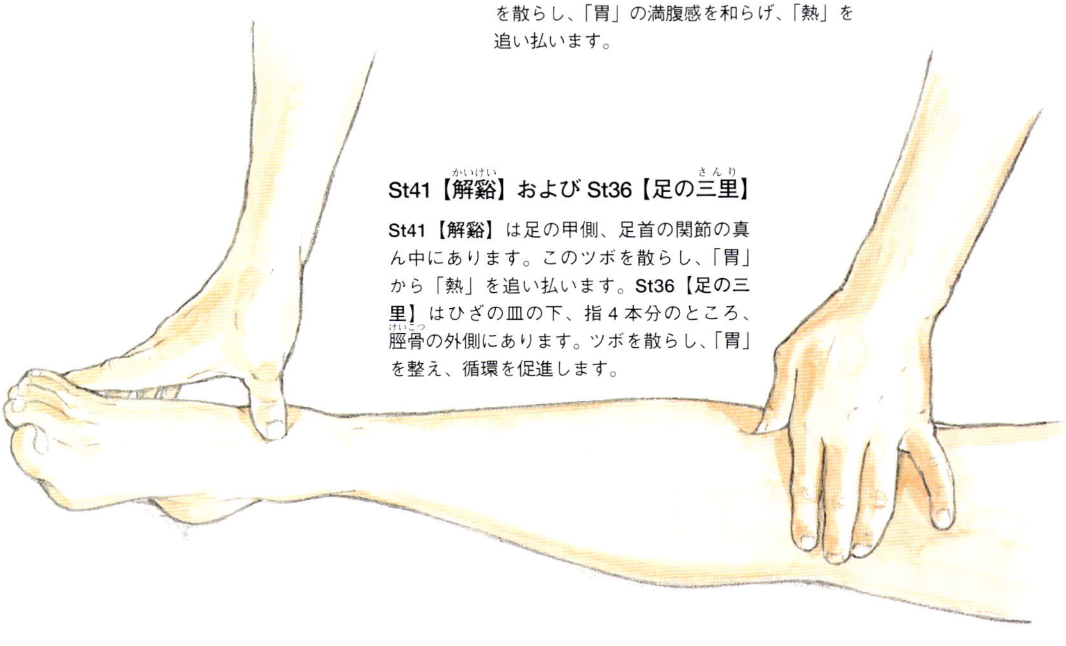

St41【解谿《かいけい》】および St36【足の三里《さんり》】

St41【解谿】は足の甲側、足首の関節の真ん中にあります。このツボを散らし、「胃」から「熱」を追い払います。**St36【足の三里】**はひざの皿の下、指4本分のところ、脛骨《けいこつ》の外側にあります。ツボを散らし、「胃」を整え、循環を促進します。

鼓腸およびお腹が張る

これは胃腸、あるいは胃や腸内にガスが集積して膨張する症状です。このガスは口あるいは肛門から排出されます。腹痛、休まらない、いらいらといった症状を訴えます。西洋医学によれば、消化管で食物が騒いでいることが原因だとします。漢方では、「湿熱」の停滞、「肝」と「脾」のアンバランスがガスを発生させると捉えます。指圧のポイントは「肝」と「脾」を整え、「湿熱」を払うこと。**Sp4【公孫《こうそん》】**、**Liv3【太衝《たいしょう》】**および**St36【足の三里《さんり》】**のツボを刺激します。さらに、**CV12【中脘《ちゅうかん》】**を散らし、**HP6【内関《ないかん》】**を鎮めると効果が高まります。

◎**ハーブ：**料理用にマヨラナ、コリアンダー、フェンネル、アニシード、カルダモン、ディル、クミン。ハーブティにペパーミント、キャットニップ、レモンバーム

◎**精油：**カモミール、フェンネル、ベルガモット、カルダモン

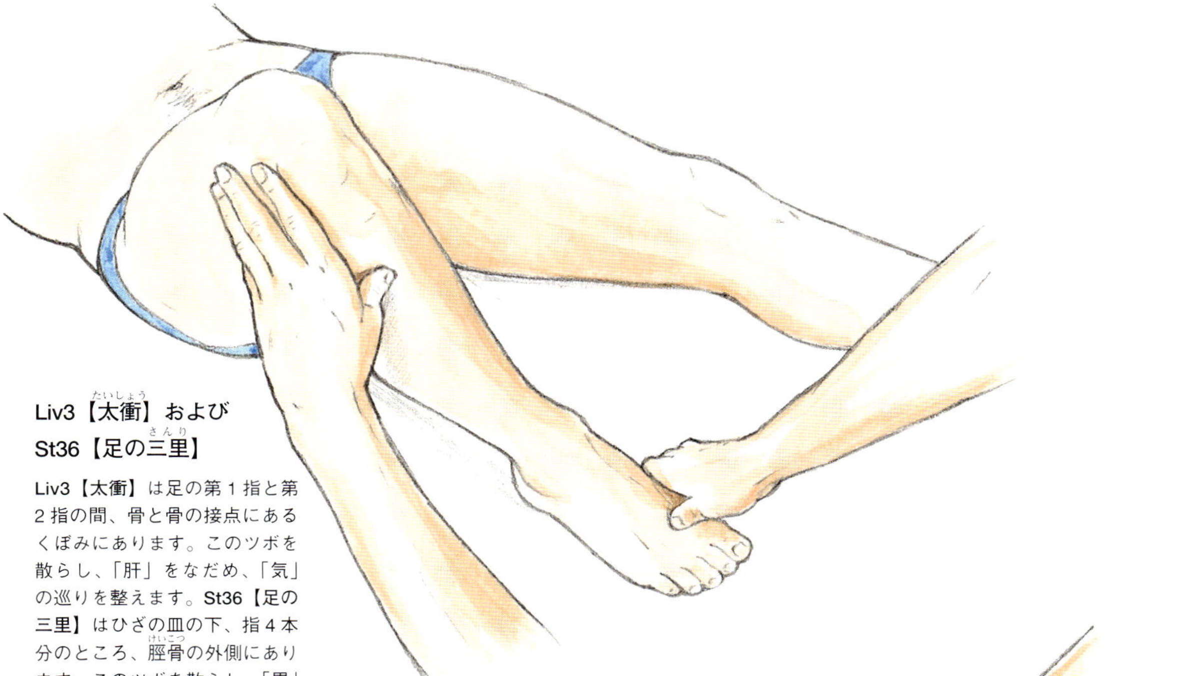

Liv3【太衝《たいしょう》】および
St36【足の三里《さんり》】

Liv3【太衝】は足の第1指と第2指の間、骨と骨の接点にあるくぼみにあります。このツボを散らし、「肝」をなだめ、「気」の巡りを整えます。St36【足の三里】はひざの皿の下、指4本分のところ、脛骨《けいこつ》の外側にあります。このツボを散らし、「胃」と「脾」を整え、「風湿」を取り除き、循環を促進します。

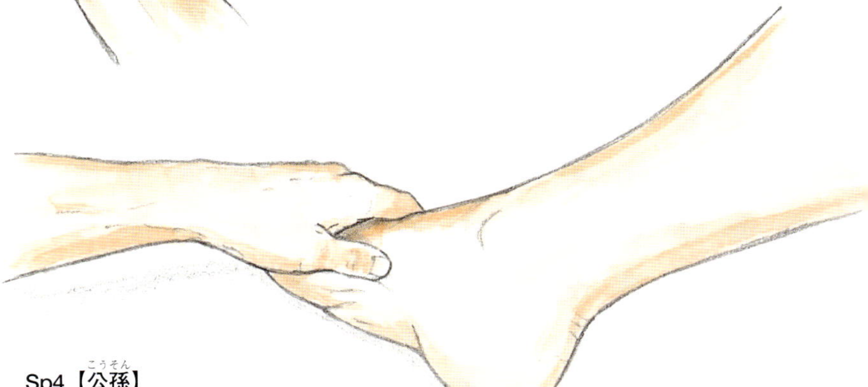

Sp4【公孫《こうそん》】

このツボは足の土踏まずのところ、親指の付け根の真下にあります。ツボを散らし、腹部を整え、「胃」と「湿熱」を静めます。

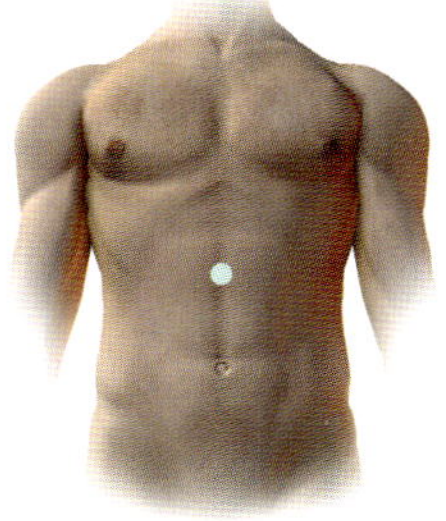

CV12
【中脘】
（58ページ）

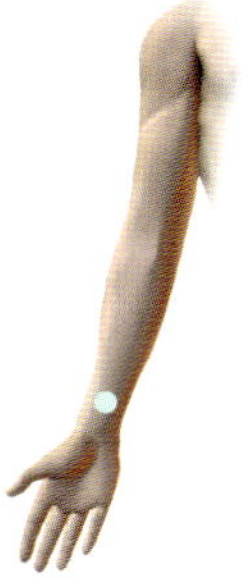

HP6
【内関】
（24ページ）

泌尿器系
Elimination

腸と膀胱《ぼうこう》のおもな働きは老廃物を除去し、残しておきたい必要な栄養分を吸収することです。腎臓は血液から老廃物や余分な水分を除いて尿をろ過し、体液の組成、性質を一定に保つ役割を果たします。西洋医学では、泌尿器系の疾患は食事、感染、腸あるいは膀胱の過敏症が原因だとします。漢方医学では、膀胱および腸の体液の量と摂取した飲食物の水分の量の相互作用に注意を払います。

ツボ刺激のテクニックについては29ページを、ハーブと精油の使用方法については30ページを参照してください。

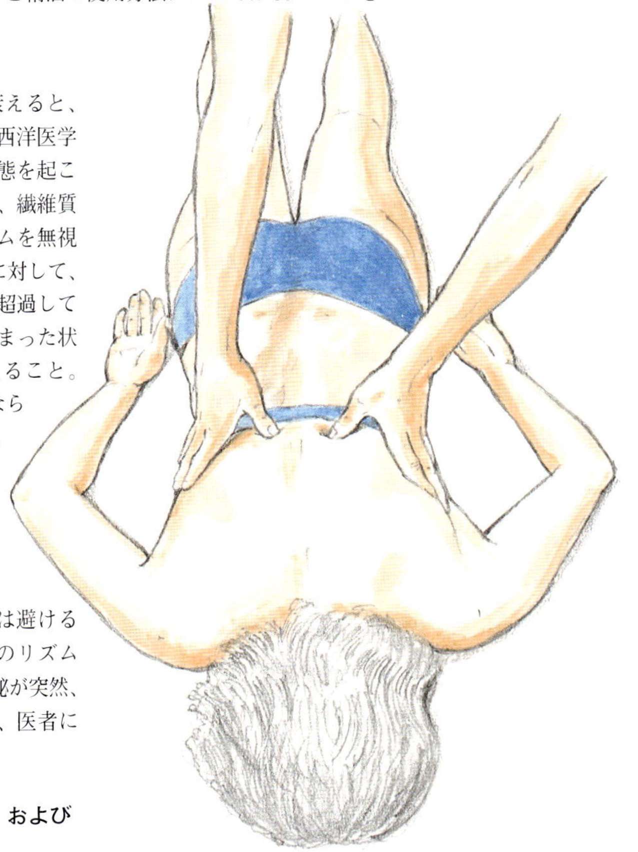

便秘

腸の規則的な運動が妨げられたり、あるいは働きが衰えると、便が固くなったり、出なかったり、便秘を起こします。西洋医学によれば、便秘の原因は、腸内の水分吸収が進み脱水状態を起こしたため、腸壁の筋肉のけいれん、あるいは緊張の低下、繊維質の不足、腸内にたまった老廃物、そして「便痛」のリズムを無視する悪い習慣など、さまざまです。一時的に起こる便秘に対して、漢方では塩辛い食事や精神的問題により体内の「熱」が超過している状態と考えます。慢性の便秘は「気血」の流れが弱まった状態だと捉えます。指圧のポイントは結腸の機能を整えること。**B25【大腸兪《だいちょうゆ》】**、**B18【肝兪《かんゆ》】**を刺激します。慢性の症状なら強め、急性の症状なら散らします。さらに、**TH6【支溝《しこう》】**、**St25【天枢《てんすう》】**を刺激すると一層効果的です。

◎**ハーブ**：バジル、セイヨウタンポポの根、ブラックセサミの種子

◎**精油**：カモミール

◎**注意**：下剤の服用は避けること。毎日の便通のリズムが変わったり、便秘が突然、起こった場合には、医者に相談してください。

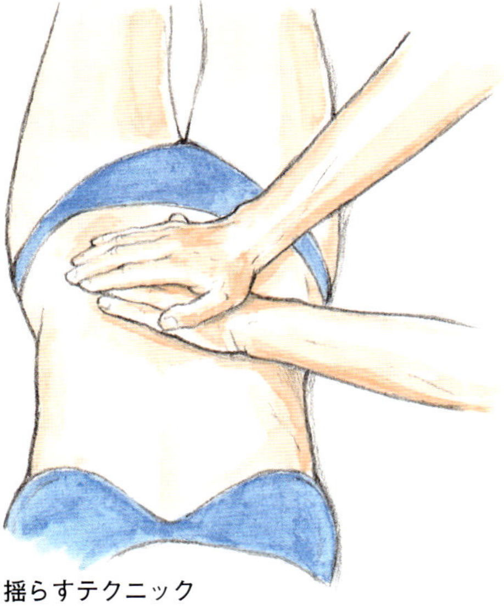

揺らすテクニック

ひざまずき、相手のお腹の右側に片手の平つけ根をのせ、もう片手の平のつけ根ををその上に重ねます。次に、両手で波を打たせるような感じで揺らします。手のひらの付け根から指先までを動かしながら、ゆっくりと、しなやかなリズムで波を作るようにすると良いしょう。これは腸内にたまった老廃物を拡散させる効果があります。

B25【大腸兪《だいちょうゆ》】および B18【肝兪《かんゆ》】

これらは脊柱《せきちゅう》の左右両側、指2本分のところにあるツボです。B25【大腸兪】は第4腰椎《ようつい》と第5腰椎の高さにあり、結腸の機能のバランスを良くします。左右2つのツボを散らし、「熱」を動かし、次に強め、弱くなった「気血」を強くします。B18【肝兪】は第9胸椎《きょうつい》と第10胸椎の高さにあります。左右2つのツボをまず強め、「肝」と循環を整え、次に散らし、滞った「気」を動かし、結腸にたまった老廃物を拡散させます。

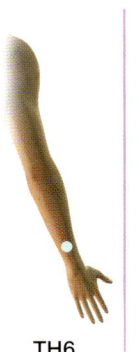

TH6
【支溝】
(47ページ)

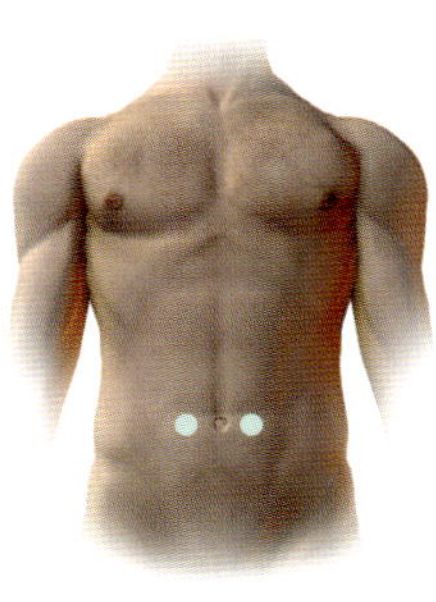

St25
【天枢】
(58ページ)

下痢

西洋医学では、食事、神経過敏あるいは感染が原因で、腸内で水分および粘液が十分に吸収されずに、あふれ出た水分消化カスを下痢とよびます。抗生物質やカオリン、モルヒネなどで治療します。漢方医学によれば、「脾《ひ》」、「胃」、および「腎《じん》」の暖かい「陽」の「気」が不足していることが原因です。あるいは「湿」の食事を取り過ぎたためだと診断します。**B23【腎兪《じんゆ》】**、**B22【三焦兪《さんしょうゆ》】**、**B20【脾兪《ひゆ》】**、**St37【上巨虚《じょうこきょ》】**を刺激します。慢性の症状には強める、一時的なものなら散らすテクニックを使います。さらに、**B25【大腸兪《だいちょうゆ》】**、**CV4【関元《かんげん》】**、**St36【足の三里《さんり》】**、**Sp9【陰陵泉《いんりょうせん》】**、**St25【天枢《てんすう》】**を刺激すると一層効果的です。

◎**注意**：重症の場合、脱水症状を起こすことがあります。もし下痢が24時間以上（子供の場合は3～4時間）続くならば、医者に相談してください。

◎**ハーブ**：シナモン、ホーソーンの偽果、プリックリーアッシュの樹皮、ラズベリーの葉、ネトル、ハックルベリー、ローズヒップ

◎**精油**：ラベンダー、カモミール、サイプレス

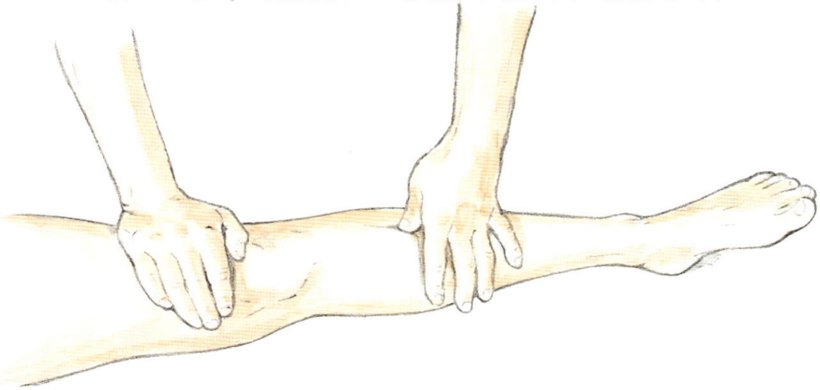

St37【上巨虚《じょうこきょ》】

このツボはひざの皿の下、指8本分のところ、脛骨《けいこつ》の外側にあります。このツボを押し、腸の「湿熱」を動かします。

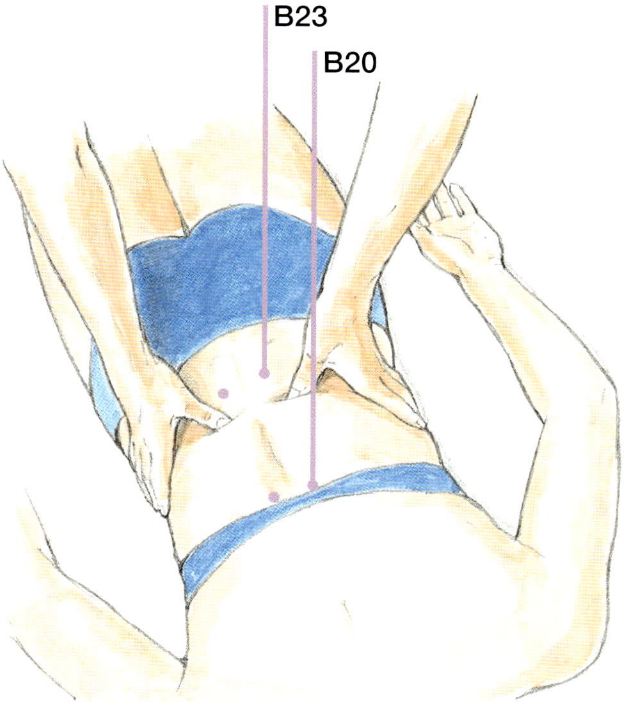

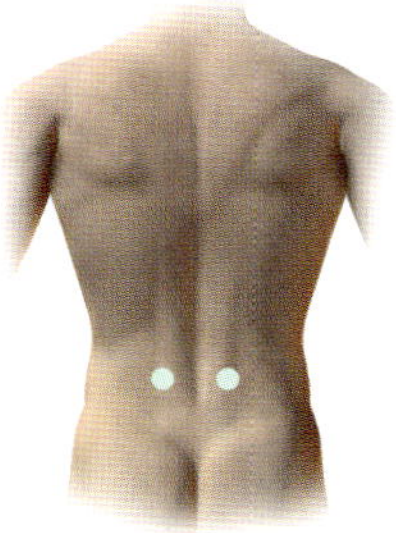

B25
【大腸兪】
（61ページ）

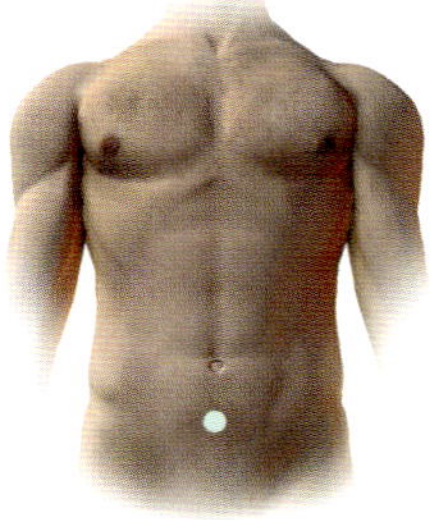

CV4
【関元】
（27ページ）

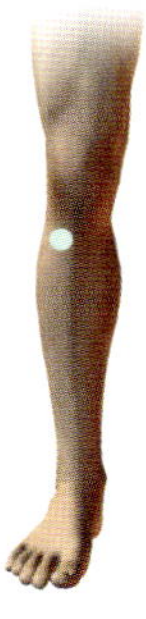

St36
【足の三里】
（25ページ）

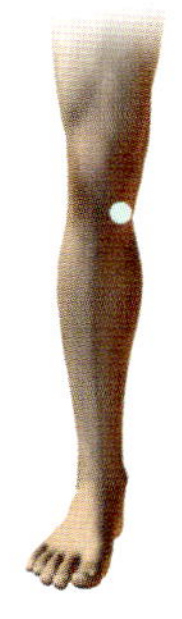

Sp9
【陰陵泉】
（78ページ）

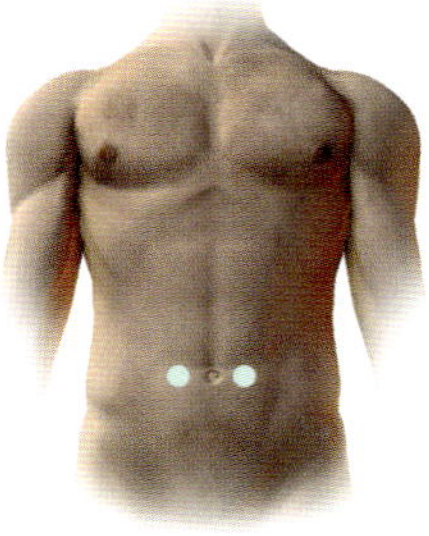

St25
【天枢】
（58ページ）

B23【腎兪《じんゆ》】、B22【三焦兪《さんしょうゆ》】およびB20【脾兪《ひゆ》】

これらのツボはすべて、脊柱《せきちゅう》の左右両側、指2本分のラインにあります。**B23【腎兪】**は第2腰椎《ようつい》と第3腰椎の高さです。指圧のポイントは「陽」の「気」を作る「腎」を強め、「湿」を取り除くこと。**B22【三焦兪】**は第1腰椎と第2腰椎の高さです。これは下半身の水分の動きを調整します。**B20【脾兪】**は第11胸椎《きょうつい》と第12胸椎の高さにあり、「脾」を整え、「湿」を取り除きます。

膀胱炎《ぼうこう》

骨盤や腰の下部の痛み、頻尿、排尿時の痛み、悪臭、尿の濁り、微熱など、すべて膀胱炎の兆候です。西洋の医者は、膀胱炎は感染による炎症と診断し、薬を処方したり、休養、水分をたくさん取るよう、指示します。漢方の医者は、「膀胱」に「湿熱」が蓄積していると診断します。食事、心理的な不安、あるいは「気血」が弱まっていることが原因です。**St29【帰来《きらい》】**、**CV3【中極《ちゅうきょく》】**、**B32【次髎《じりょう》】**を刺激します。さらに、**B54【秩辺《ちっぺん》】**、**B60【崑崙《こんろん》】**を散らすと効果が上がります。

◎**注意：**妊娠中は**B60【崑崙《こんろん》】**の刺激を避けること。

◎**ハーブ：**グースグラス、マーシュマロウ、セイヨウタンポポの根、ネトル、カウチグラス、コーンの絹毛《けんし》、ジンジャーの根、ソーパルメットベリー

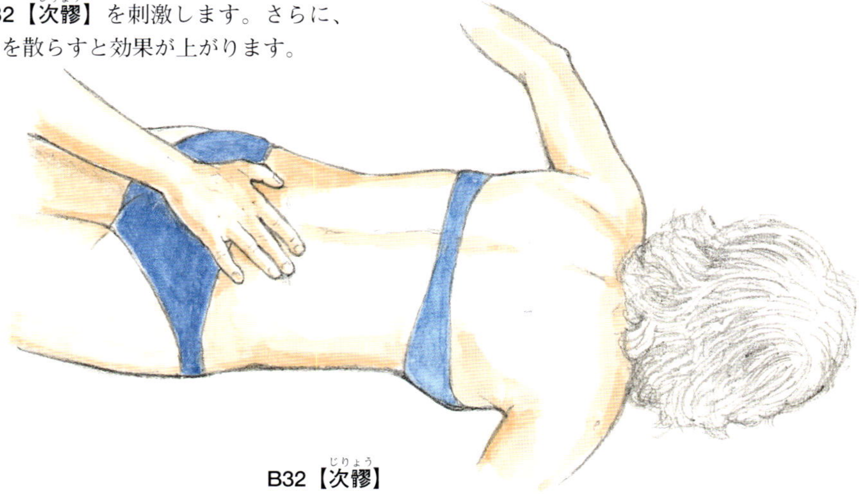

B32【次髎《じりょう》】

仙椎《せんつい》の左右両側、第2仙椎孔にあるツボを探します。手のひらで仙椎を覆うようにし、左右2つのツボを静めます。「腎」の「気」を刺激し、「膀胱《ぼうこう》」の機能を促進し、下半身を整え、沈殿物を動かします。

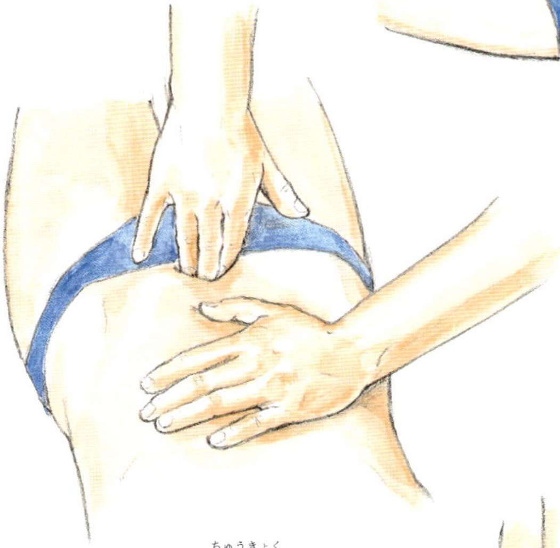

CV3【中極《ちゅうきょく》】

このツボは腹部の正中線、へその下、指4本分のところにあります。このツボを散らし、「湿熱」を取り除き、「膀胱《ぼうこう》」および下半身を整えます。

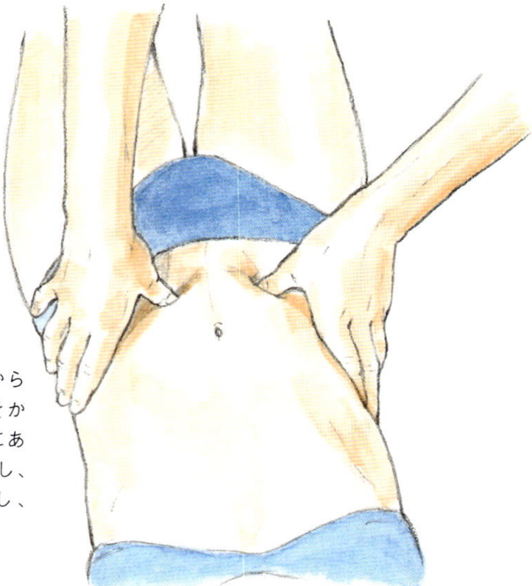

St29【帰来《きらい》】

このツボは腹部の正中線から左右両側に指2本分、へそから下、指4本分のところにあります。このツボを散らし、滞った「気血」を動かし、「湿熱」を追い払います。

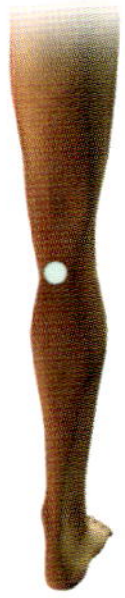

B54
【秩辺】
（85 ページ）

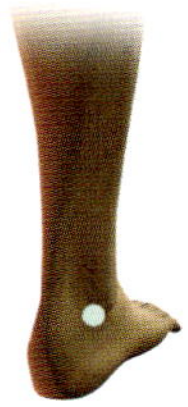

B60
【崑崙】
（83 ページ）

循環系
Circulation

私たちの身体には大量の体液が含まれています。血液が約5リットル、リンパ液が10リットルで、身体中に栄養分を与え、老廃物を捨てるために、これらの体液が絶え間なく循環しています。西洋の医者は、循環系の異常を喫煙、バランスの悪い食事、高コレステロール、運動不足、血管の先天的異常などが原因だと考えます。治療法は食生活の改善から処方薬、手術があります。漢方でも生活習慣が循環系に強い影響を与えると認識しますが、「気血」のバランスをとくに重要視します。「気」は「血」を動かし、「血」は「気」を育てます。「気」を強くし、動かすと同時に、「血」を育て、活力を与えることがポイントです。

ツボ刺激のテクニックについては29ページを、ハーブと精油の使用方法については30ページを参照してください。

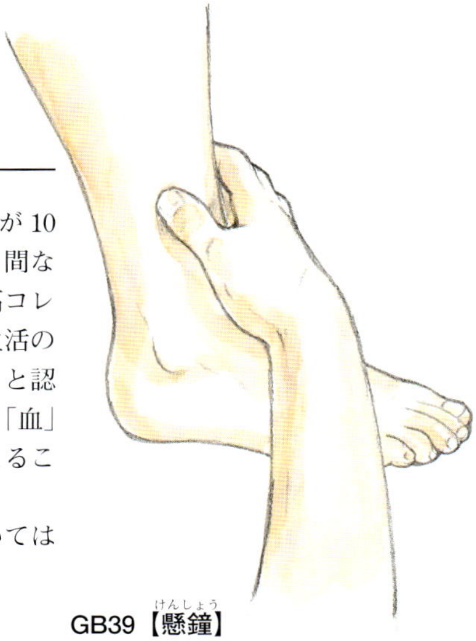

GB39【懸鐘《けんしょう》】

これは骨髄に作用する特効ツボです。外くるぶしの上、指4本分のところ、腓骨《ひこつ》の前にあります。このツボを強め、足の「陽経」に活力を与えます。

冷え症

ここではとくに手足の冷えを取り上げます。その季節が来ると、手足が冷たくなってしまうという人がほとんどです。西洋では、手足の毛細血管のけいれんが原因だと診断します。冷たい外気が循環を悪化させ、それが神経に影響するのです。漢方では、「血」、「陽」の「気」および循環が悪くなった症状だと見ます。指圧のポイントは「気血」を強め、循環を促進すること。**GB39【懸鐘《けんしょう》】**、**LI10【手の三里《さんり》】**を刺激します。さらに、**LI4【合谷《ごうこく》】**、**HP6【内関《ないかん》】**、**St36【足の三里《さんり》】**、**Sp6【三陰交《さんいんこう》】**、**Liv3【太衝《たいしょう》】**を強めると効果が上がります。

◎**注意**：妊娠中は**LI4【合谷《ごうこく》】**および**Sp6【三陰交《さんいんこう》】**の刺激を避けること。
◎**ハーブ**：ドライジンジャー、シナモン、ガーリック
◎**精油**：ブラックペッパー

LI10【手の三里《さんり》】

手首の裏側、肘《ひじ》のしわの外側の下、指2本分のところに**LI10【手の三里】**があります。このツボは手の「陽経」をつかさどります。このツボを強め、循環を促進します。

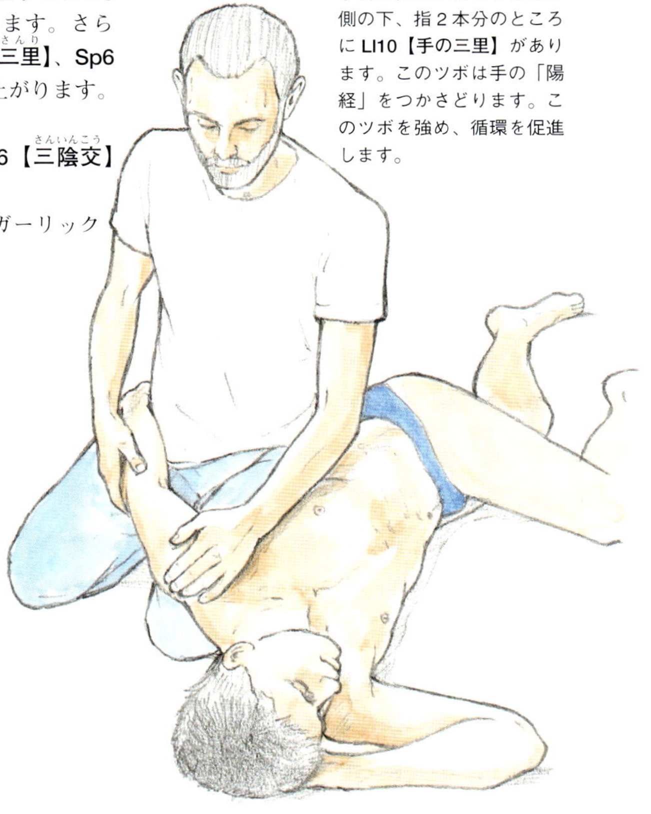

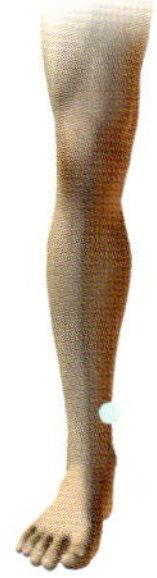

Sp6
【三陰交】
（25ページ）

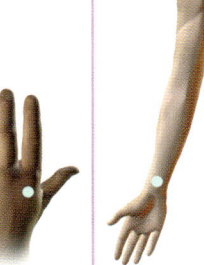

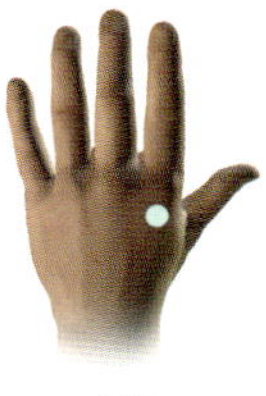

LI4
【合谷】
（24ページ）

HP6
【内関】
（24ページ）

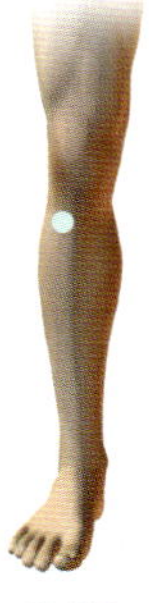

St36
【足の三里】
（25ページ）

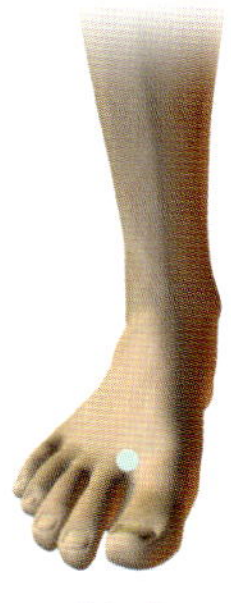

Liv3
【太衝】
（25ページ）

痔《じ》

痔は肛門周囲の静脈のうっ血、および拡張したものです。炎症を起こしたり、出血を伴うこともあります。西洋では、椅子に座ってばかりいる生活習慣、食べ過ぎ、便秘、あるいは妊娠により起こると考えます。また消化管の病気の兆候として表れることもあります。治療は食事療法、運動、処方薬、あるいは手術が必要なケースもあります。漢方医学によれば、これは生活習慣、食習慣の乱れが原因で、腸に「湿熱」が侵入し、骨盤に「血」がたまり、「気」が下降していると考えます。指圧のポイントは「気血」の巡りを良くし、「気」を上昇させること。**GV20【百会《ひゃくえ》】**、**GV1【長強《ちょうきょう》】**、**B57【承山《しょうざん》】**のツボを刺激します。

◎**注意**：出血を伴う場合は、医者に相談すること。
◎**ハーブ**：粉末状のヤロー、ゲッケイジュの実、パイルワート、コンフリーの根をパップ剤にしたり、精油と混ぜ、肛門に当てる。イエロードック、ネトルを同様に出血部に当てる。
◎**精油**：サイプレス、マリーゴールド、ミルラ
◎**注意**：妊娠中はゲッケイジュの実、マリーゴールドおよびミルラの精油の使用を避けること。

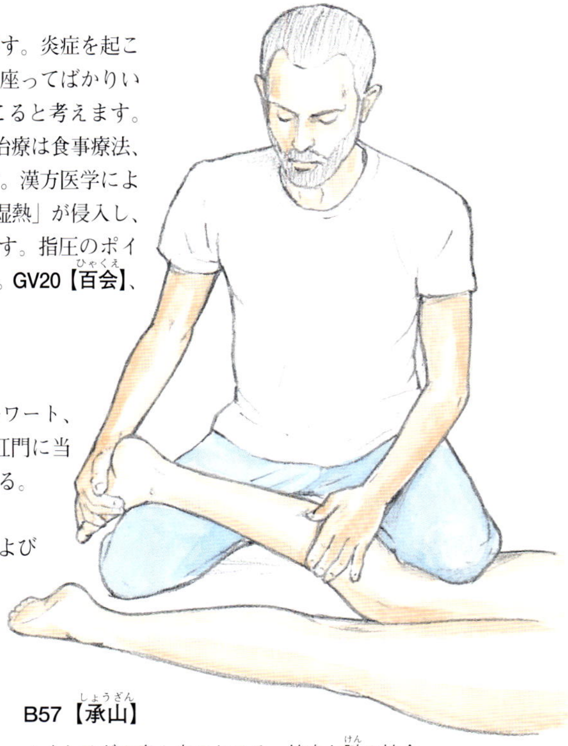

B57【承山《しょうざん》】

ふくらはぎの真ん中のところ、筋肉と腱《けん》の接合点にあるB57【承山《しょうざん》】を探します。このツボを強め、骨盤に滞った「血」を動かします。

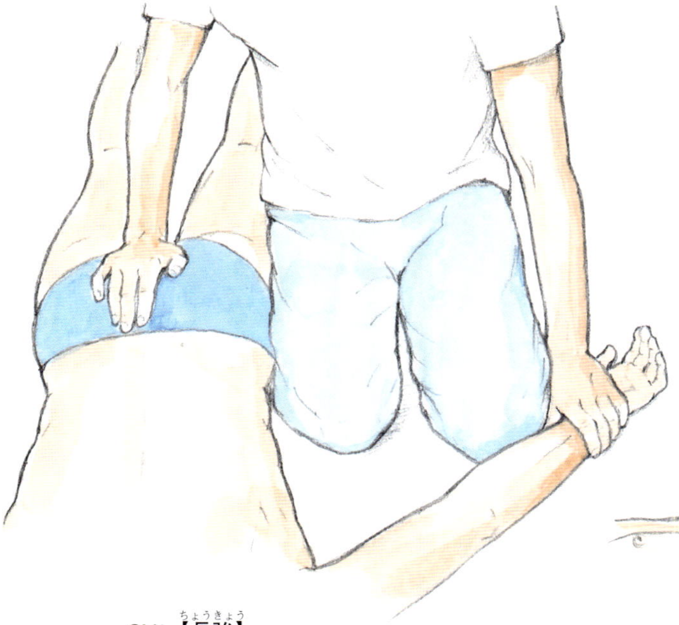

GV1【長強《ちょうきょう》】

このツボは尾骨と肛門を結んだちょうど中心のところにあります。手のひらでツボの周辺を覆いながら、このツボを静めます。これは「督脈《とくみゃく》」および「任脈《にんみゃく》」に停滞した老廃物や沈殿物を動かし、痛みを和らげる効果があります。

GV20【百会《ひゃくえ》】

このツボは頭のてっぺん、両耳を結んだ中心にあります。このツボを強め、「気」を上昇させます。

注意：高血圧症の人はこのツボの刺激を避けること。

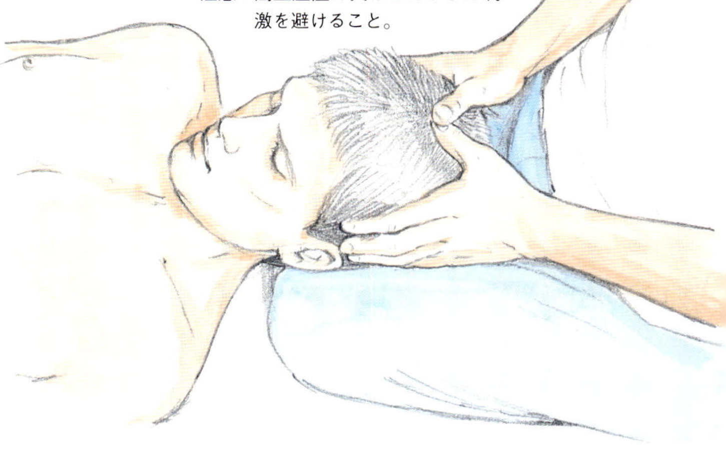

生殖器系

Reproductive system

生殖器の機能は、ホルモンの働きと血液の循環によって微妙に調整されています。体内におけるこのリズムは肉体的、精神的な影響を受け、また栄養によっても左右されます。

ツボ刺激のテクニックについては29ページを、ハーブと精油の使用方法については30ページを参照してください。

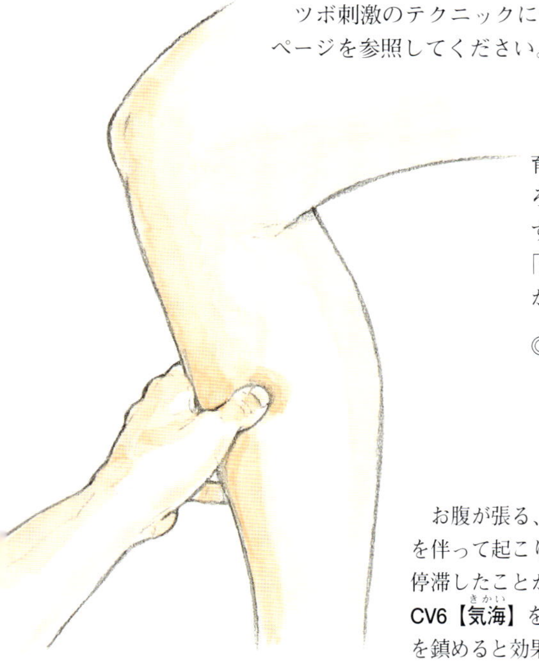

月経痛

月経痛は、西洋医学では、貧血、炎症、子宮および卵巣の発育不全、類繊維腫、子宮内膜症、および子宮がんなど、いろいろな原因を考えます。漢方医学では、冷え、冷たい食事の取りすぎ、「気血」の弱さが生理のリズムを妨害すると考えます。「気血」を整え、内臓、とくに「肝」、「脾《ひ》」、「腎《じん》」を整える必要があります。

◎**注意**：症状がひどい場合には、一度、専門医に調べてもらいましょう。

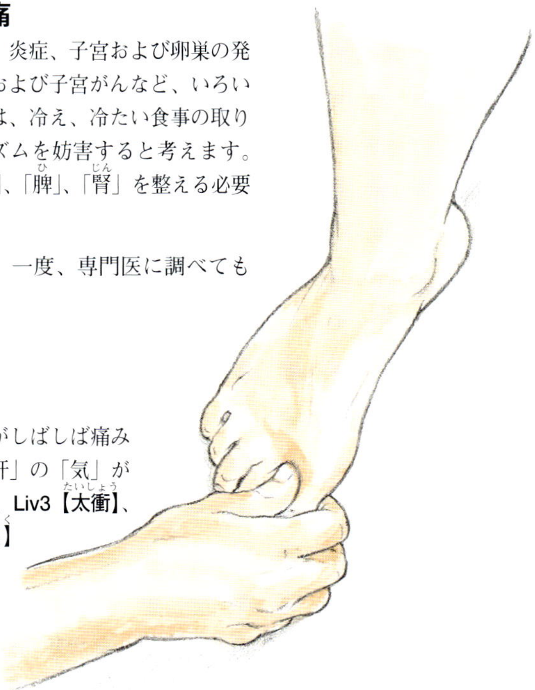

月経の前の痛み

お腹が張る、乳房が張る、いらいら、憂うつがしばしば痛みを伴って起こります。東洋医学では、これは「肝」の「気」が停滞したことが原因だと考えます。Sp8【地機《ちき》】、Liv3【太衝《たいしょう》】、CV6【気海《きかい》】を刺激します。さらに、CV3【中極《ちゅうきょく》】を鎮めると効果が上がります。

◎**ハーブ**：ワイルドヤム、キャラウェイ、ジンジャーの根

◎**精油**：サイプレス、メリッサオイル

Sp8【地機《ちき》】

膝《ひざ》関節の内側の下、指4本分のところ、ふくらはぎの筋肉と脛骨《けいこつ》の間にあるSp8【地機《ちき》】を探します。このツボを散らし、「血」の巡りを良くし、子宮にたまった老廃物を動かします。

Liv3【太衝《たいしょう》】

このツボは足の第1指と第2指の骨と骨の接点、くぼみにあります。このツボを散らし、「気血」の循環を整えます。

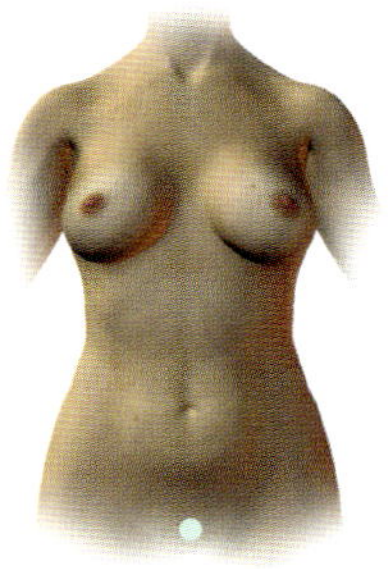

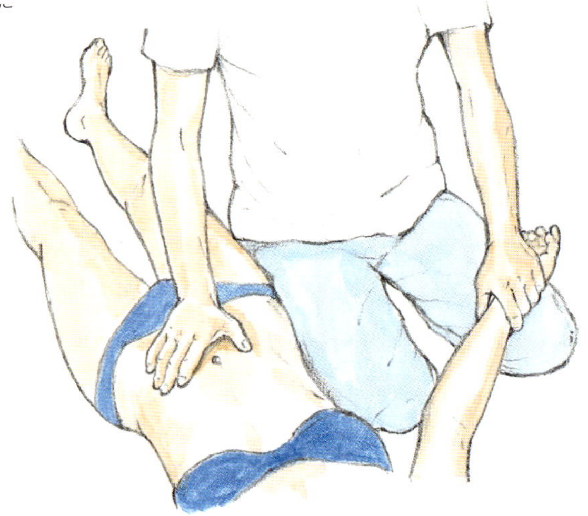

CV3
【中極】
（63ページ）

CV6【気海《きかい》】

腹部の正中線、へその下、指2本分のところにあるツボを探します。このツボを手のひらで覆いながら、静め、「気」の巡りを整え、痛みを和らげます。

月経中の痛み

月経中の痛みはかなりひどい症状を訴える人も多く、痛みは腰の下部や大腿部全体に広がり、下腹部を押すと激痛が走ることがあります。固まった血や大量の出血が痛みに伴って起こることもあります。漢方医学では、これは「脾《ひ》」と「肝」のアンバランスによる「血」の停滞だと考えます。**Sp6【三陰交《さんいんこう》】**、**St36【足の三里《さんり》】**を刺激します。さらに、**CV6【気海《きかい》】**、**CV4【関元《かんげん》】**を静め、**B23【腎兪《じんゆ》】**を強めると効果が上がります。

◎**ハーブ**：参照→『月経の前の痛み』、およびマザーワート
◎**精油**：参照→『月経の前の痛み』

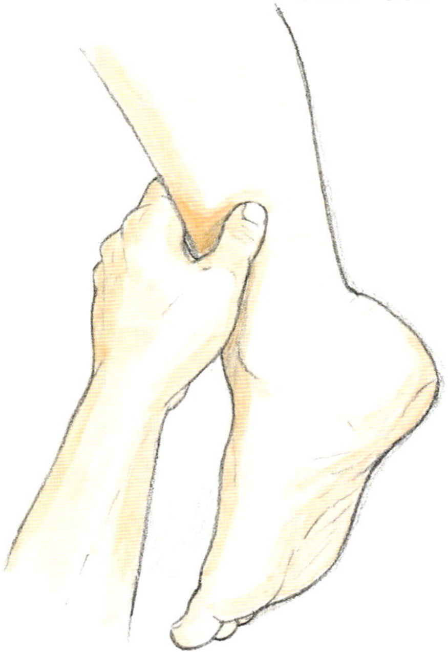

Sp6【三陰交《さんいんこう》】

このツボは内くるぶしの上、脛骨《けいこつ》の真下、指４本分のところにあります。このツボを散らし、足の「陰経」を整え、子宮の「気血」を整えます。

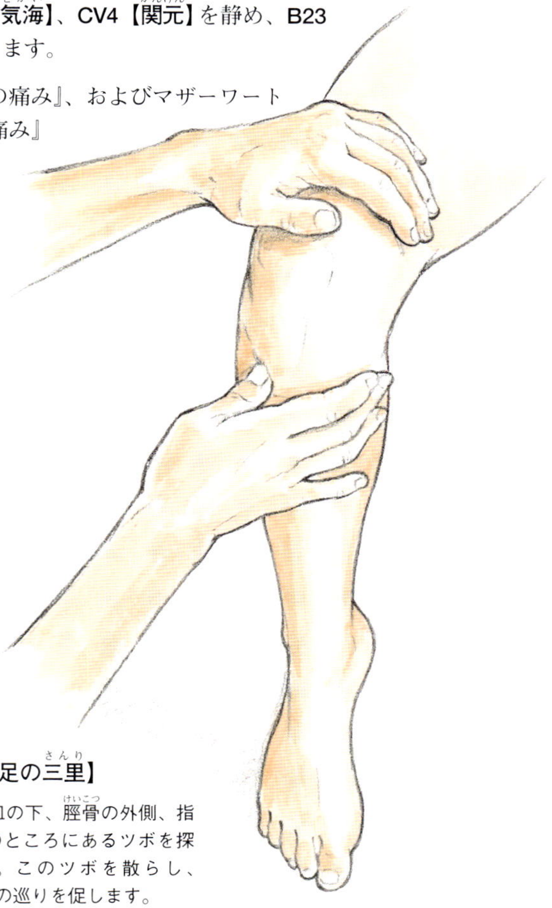

St36【足の三里《さんり》】

ひざの皿の下、脛骨《けいこつ》の外側、指４本分のところにあるツボを探します。このツボを散らし、「気血」の巡りを促します。

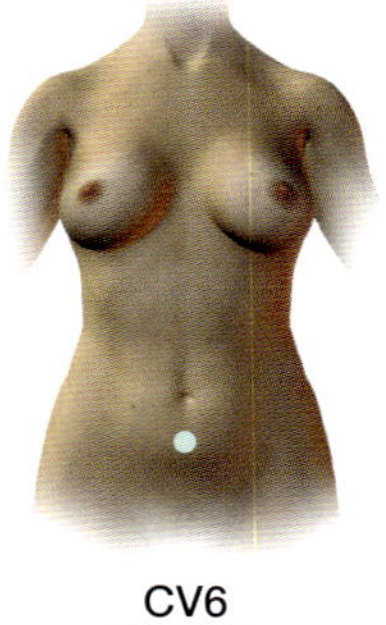

CV6
【気海】
（66ページ）

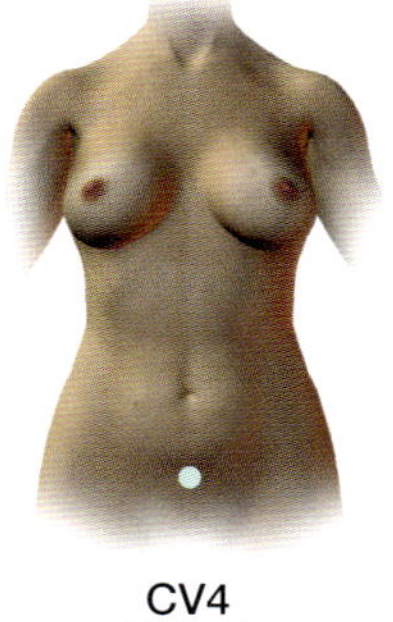

CV4
【関元】
（26ページ）

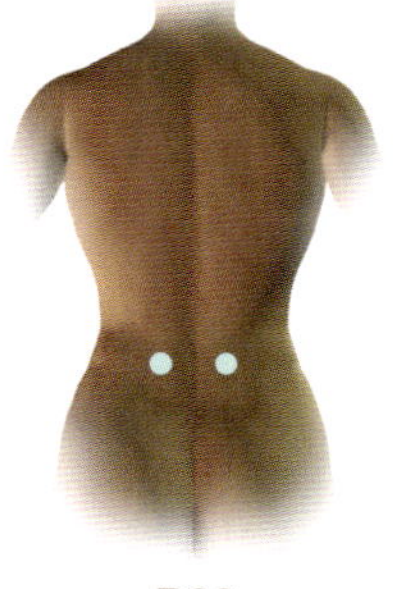

B23
【腎兪】
（27ページ）

月経の後の痛み

月経の後に起こる痛みは、温めたり、指圧が効果的です。月経後の少量の出血、動悸《どうき》、目まい、虚弱が痛みに伴って起こることがよくあります。漢方医学では、「気血」が弱まっていることを表します。B23【腎兪《じんゆ》】、B20【脾兪《ひゆ》】、B18【肝兪《かんゆ》】を刺激します。さらに、Sp6【三陰交《さんいんこう》】、CV4【関元《かんげん》】、St36【足の三里《さんり》】を強めると効果が高まります。

◎**ハーブと精油**：参照→『月経の前の痛み』。

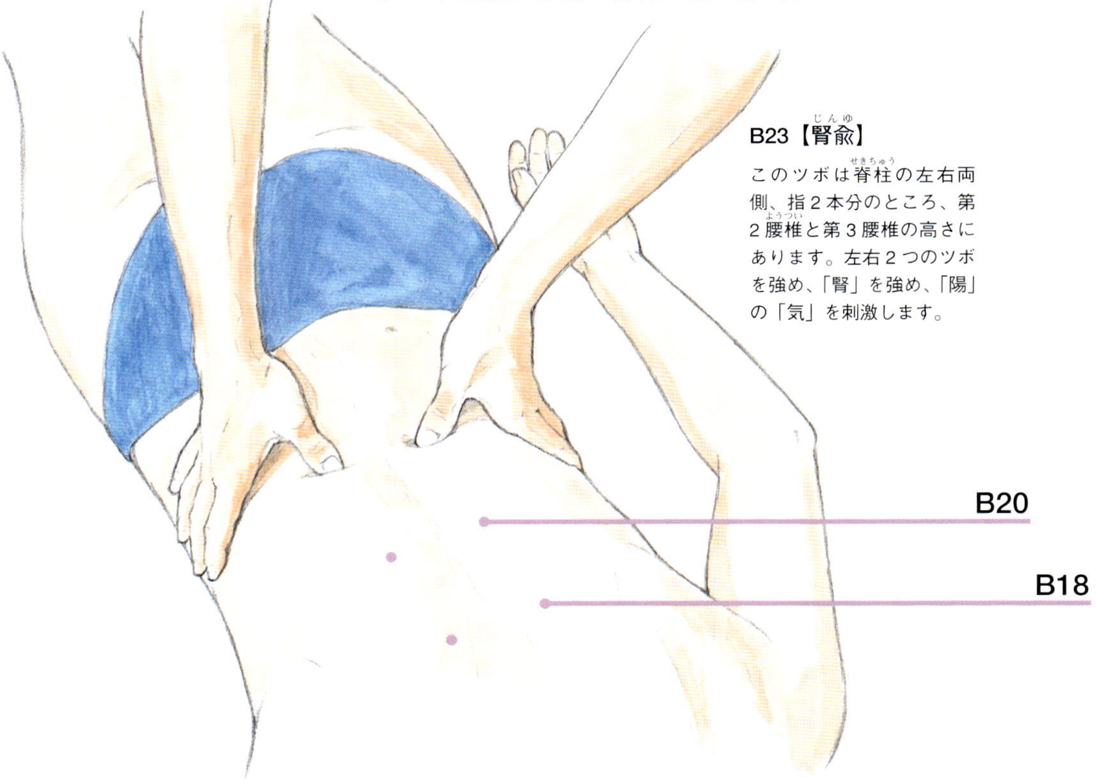

B23【腎兪《じんゆ》】

このツボは脊柱《せきちゅう》の左右両側、指2本分のところ、第2腰椎《ようつい》と第3腰椎の高さにあります。左右2つのツボを強め、「腎」を強め、「陽」の「気」を刺激します。

B20【脾兪《ひゆ》】

脊柱《せきちゅう》の左右両側、指2本分のところ、第11胸椎《きょうつい》と第12胸椎の高さにあるツボを探します。左右2つのツボを強め、「気血」の源である「脾」を強めます。

B18【肝兪《かんゆ》】

このツボは脊柱《せきちゅう》の左右両側、指2本分のところ、第9胸椎《きょうつい》と第10胸椎の高さにあります。左右2つのツボを強め、停滞した「気」を散らし、「肝」を整え、循環を良くします。

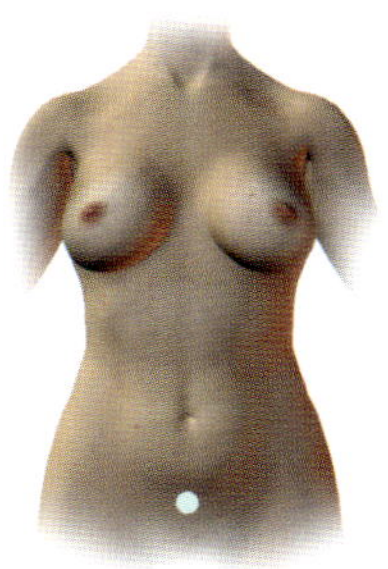

CV4
【関元】
（69ページ）

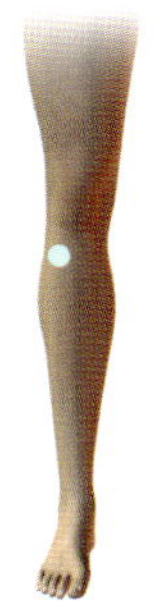

St36
【足の三里】
（25ページ）

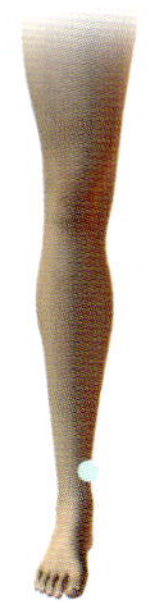

Sp6
【三陰交】
（25ページ）

月経不順（過多月経）

経血の色が真っ赤な鮮血だったり、悪臭があったり、身体が休まらない感じを伴う症状を訴えます。漢方医学では「肝」の「気」が停滞していることにより、「熱」が発生し、「血」があふれている状態と診断します。多くはストレスが原因となっています。

もし血の色が鮮血で、疲れを伴う場合には、不安や食生活の乱れにより、「脾《ひ》」の機能が弱まり、「血」のコントロールができない状態です。

いずれの症状でも、**Sp1【陰白《いんぱく》】**、**CV4【関元《かんげん》】**を刺激します。指圧のポイントは「肝」を整え、「血」を蓄える働きを促進し、「気」の流れをスムーズにすること。さらに、**Liv3【太衝《たいしょう》】**を散らし、**Liv1【太敦《だいとん》】**を強めると効果が高まります。

◎**ハーブ：**ラズベリーの葉、スクォーバイン、アグリモニー、マダーの根、採りたてのシェパーズパースのチンキ
◎**精油：**ゼラニウム、サイプレス

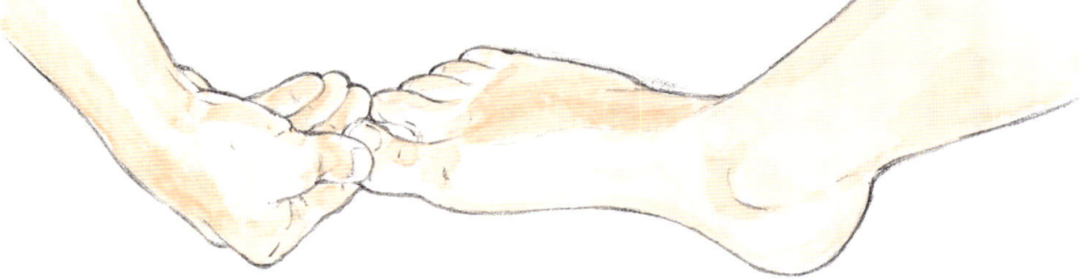

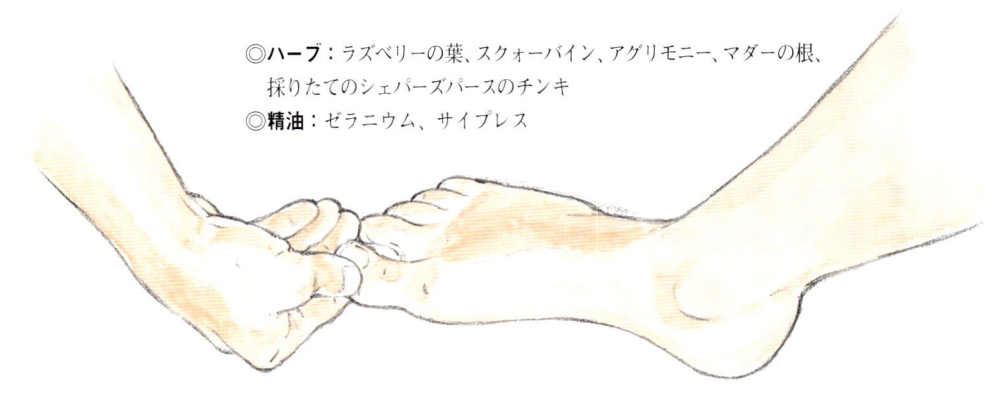

Sp1【陰白《いんぱく》】

このツボは足の親指の爪の外側の端にあります。手の親指の爪を使って（参照→ P.29）、強めるか、あるいはお香でそこを温めます。これは「脾《ひ》」や「胃」を鎮め、「血」をコントロールする「脾」の力を促進します。

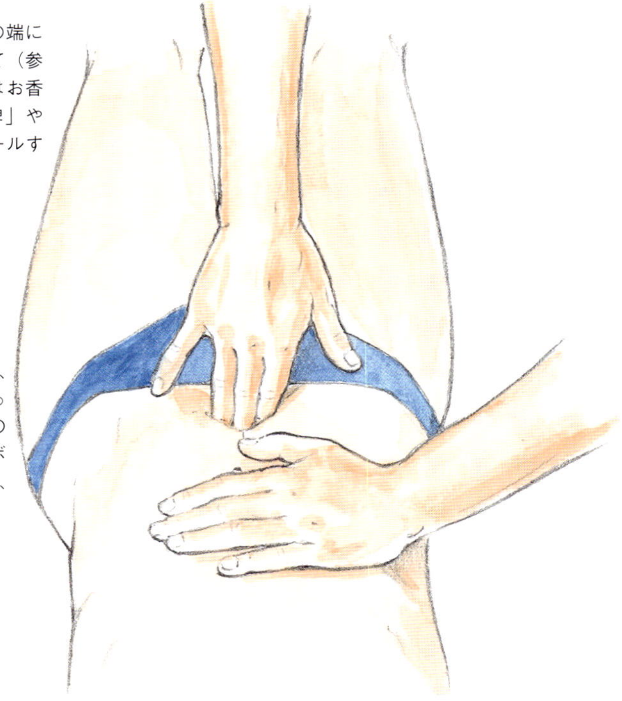

CV4【関元《かんげん》】

このツボもまた、「肝」、「脾《ひ》」、「腎」、そして「督脈《とくみゃく》」につながっています。腹部の正中線、へその下、指４本分のところにあるツボを探します。このツボを強め、「血」の流れをチェックします。

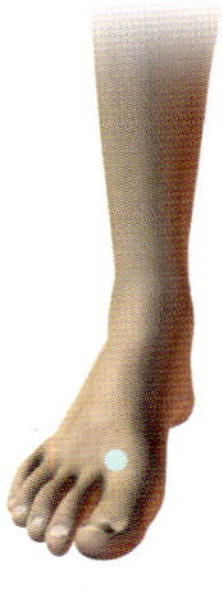

Liv3
【太衝】
（60 ページ）

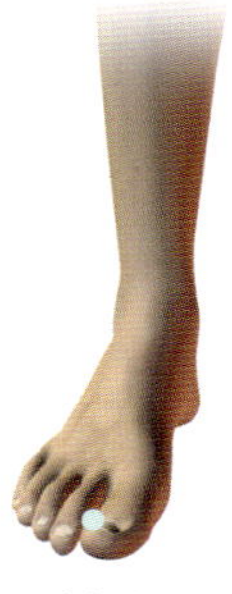

Liv1
【太敦】
（90 ページ）

月経前症候群

月経の数日前から、いらいら、憂うつ、乳房が張る、甘いものが無性に欲しくなる、下腹部が張る、吐き気といった症状が表れるのが、月経前症候群です。西洋医学では、ホルモンのバランスの崩れ、心理的なものだとします。漢方医学では、「脾」や「胃」に作用する「肝」の「気」が停滞しているため、「気」が「胃経」で滞り、上昇していると考えます。指圧のポイントは「肝」の「気」をスムーズにし、「胃」の「気」を減少させ、「精神」を安定させることです。

H7【神門《しんもん》】、**St18【乳根《にゅうこん》】**を刺激します。
さらに、**Liv3【太衝《たいしょう》】**、**LI4【合谷《ごうこく》】**、
Sp6【三陰交《さんいんこう》】を散らすと、効果的です。

◎**ハーブ：**チェストツリー
◎**精油：**カモミール、
メリッサオイル、
サイプレス

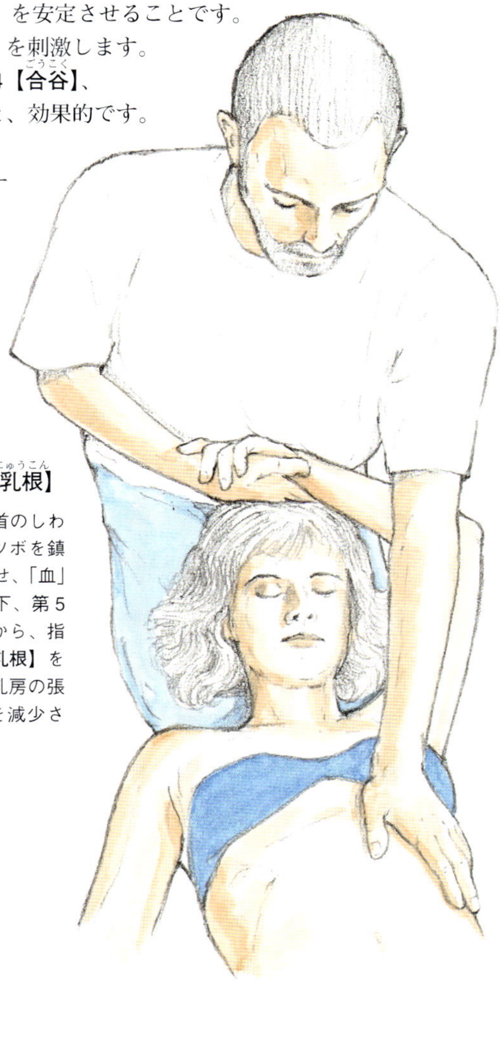

H7【神門《しんもん》】およびSt18【乳根《にゅうこん》】

H7【神門】は手のひら側、手首のしわの小指寄りにあります。このツボを鎮めることで、「精神」を安定させ、「血」の巡りを促進します。乳首の下、第5肋骨と第6肋骨の間の正中線から、指4本分のところにある**St18【乳根】**を探します。このツボを鎮め、乳房の張りを和らげ、「胃」の「気」を減少させます。

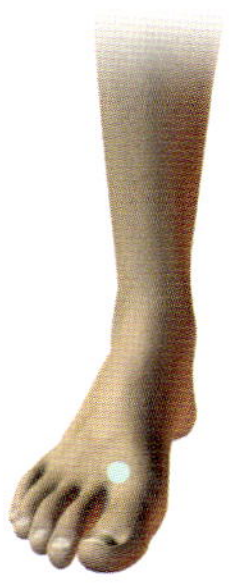

Liv3
【太衝】
（25ページ）

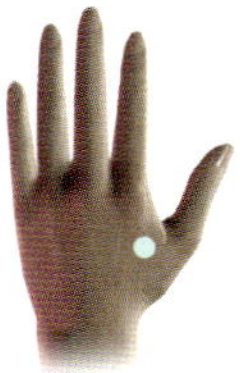

LI4
【合谷】
（24ページ）

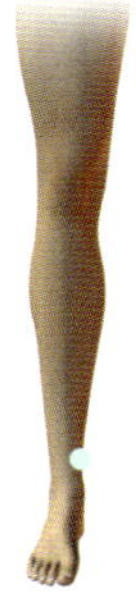

Sp6
【三陰交】
（25ページ）

更年期障害

一般に閉経期前後の女性に表れる肉体的、精神的変化を更年期障害と呼びます。症状は顔面紅潮、疲れ、いらいら、不眠症、動悸《どうき》、膣の炎症、関節の鈍い痛みなどさまざまです。西洋医学では、これを更年期に月経が停止する女性の身体の自然な過程だとみなします。漢方医学では、「腎」の「気」のアンバランスが「陰陽」の不調和を生み、「心」、「脾《ひ》」、「肝」の「気血」のバランスを悪くすると考えます。指圧のポイントは「腎」の「陰」に栄養分を送り、「熱」を取り除くことです。**K6【照海《しょうかい》】**、**H6【陰郄《いんげき》】**を刺激します。さらに、**CV6【気海《きかい》】**を強めると効果的です。

◎**ハーブ：**マザーワート、チェストツリー、ラズベリーの葉、　カモミール
◎**精油：**サイプレス、カモミール、マリーゴールド

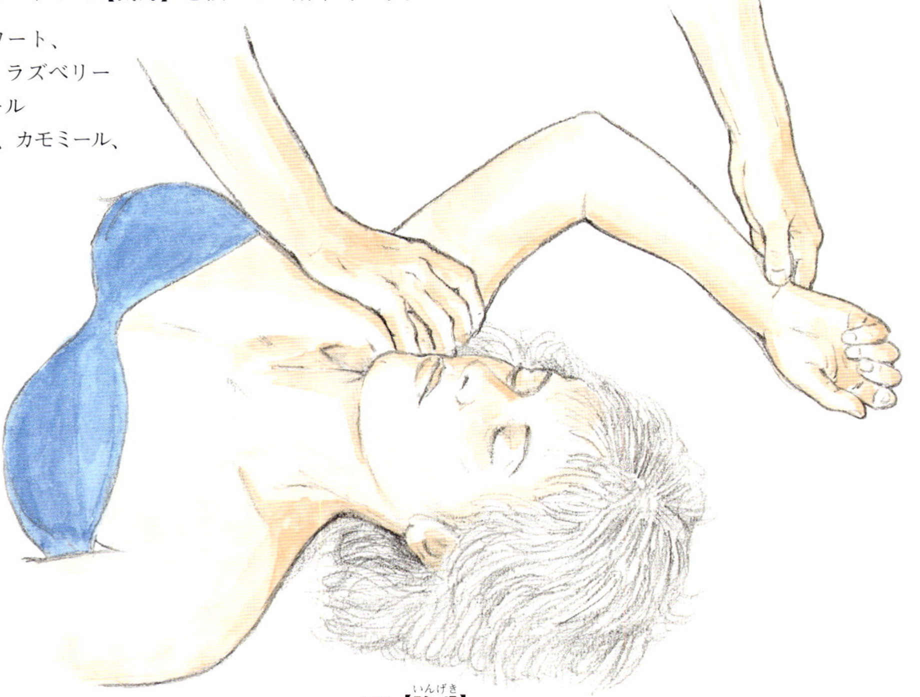

H6【陰郄《いんげき》】

手のひら側、手首のしわから、小指に向かって親指半分のところにあるツボを探します。このツボを散らし、停滞した「血」を動かし、「心」に影響を及ぼしている「熱」を動かします。顔面紅潮、寝汗を止め、「精神」を落ち着かせます。

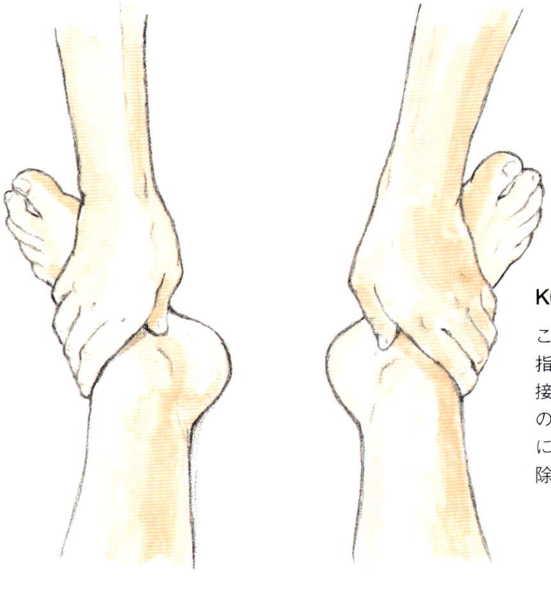

K6【照海《しょうかい》】

このツボは内くるぶしの下、親指１本分のところ、骨と筋肉の接合するところにあります。このツボを強め、「腎」の「陰」に栄養分を送り、「熱」を取り除き、「督脈《とくみゃく》」を整えます。

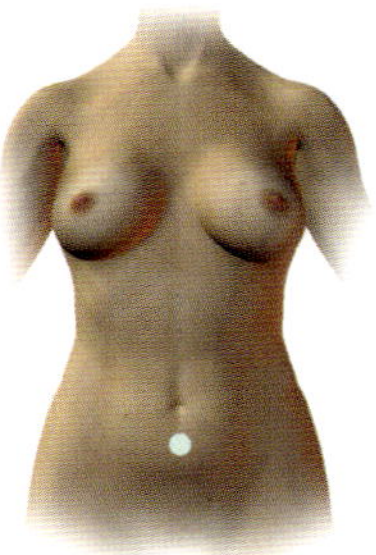

CV6
【気海】
（26 ページ）

精力減退

性欲の低下、冷めた感情、腰痛、記憶力の低下、顔色が悪い、食欲不振、消化不良などの一連の症状が同時に起こることがあります。西洋医学でも漢方医学でも、これは複雑な社会的、心理的なトラブルとして捉えます。ストレス、精神的な問題、栄養学的なもの、日常生活で抱え込んでいるプレッシャーが原因です。漢方医学ではまた、「腎」の機能が衰え、「陰陽」の「気」が弱くなっていると考えます。ここでは **B47【魂門《こんもん》】**、**GV4【命門《めいもん》】** を刺激すると効果的です。さらに、**B23【腎兪《じんゆ》】**、**CV4【関元《かんげん》】**、**Sp6【三陰交《さんいんこう》】**、**K6【照海《しょうかい》】** を強めると効果が高まります。

◎**注意**：妊娠中は **Sp6【三陰交《さんいんこう》】** の刺激を避けること。
◎**ハーブ**：アメリカニンジン、アカシカの枝角
◎**精油**：メリッサオイル

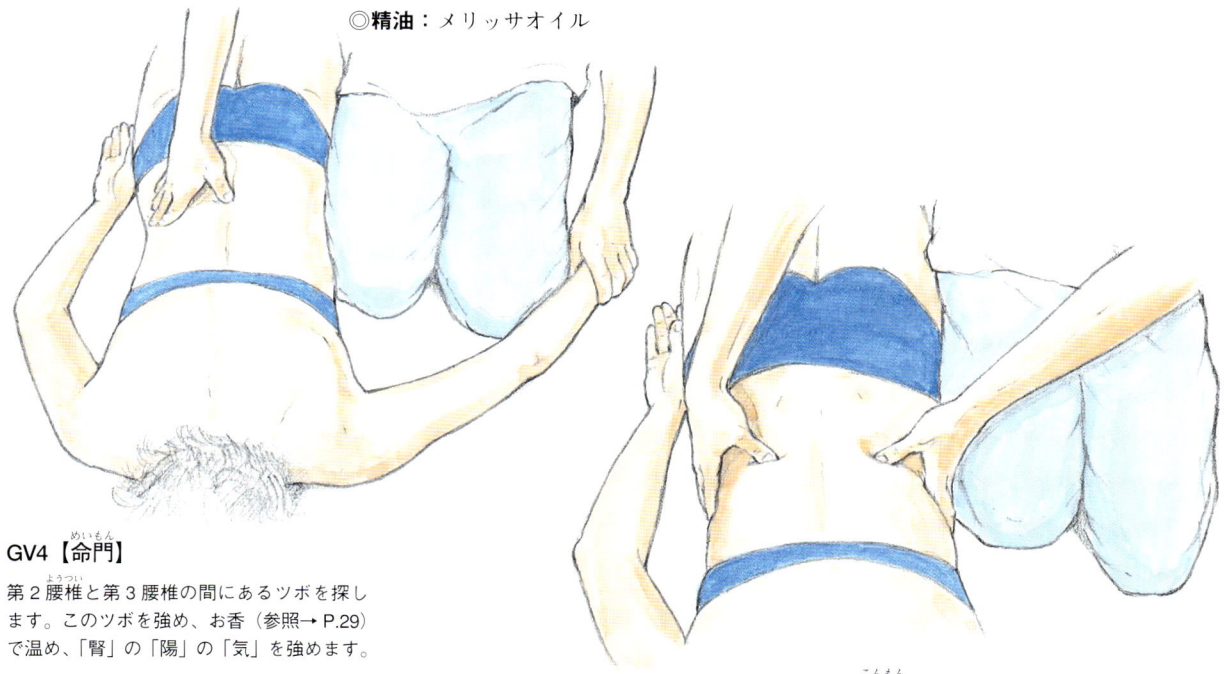

GV4【命門《めいもん》】

第 2 腰椎《ようつい》と第 3 腰椎の間にあるツボを探します。このツボを強め、お香（参照→ P.29）で温め、「腎」の「陽」の「気」を強めます。

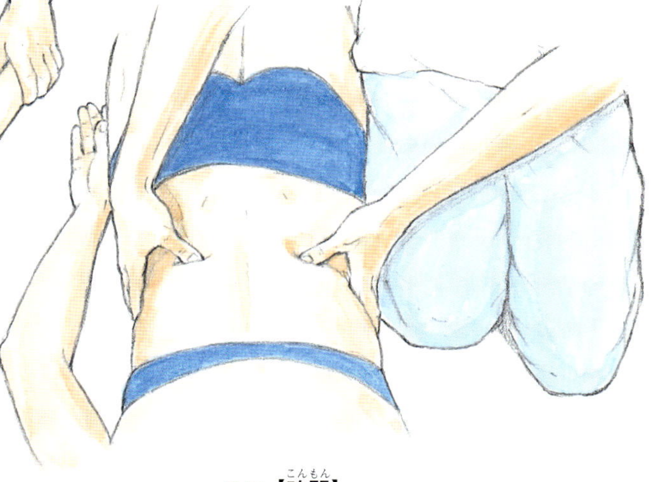

B47【魂門《こんもん》】

このツボは脊柱《せきちゅう》の左右両側、指 4 本分のところ、第 2 腰椎《ようつい》と第 3 腰椎の高さにあります。左右 2 つのツボを強め、手で温めたり、温水の入ったびんで温めます。これは「腎」を強め、性的なくつろぎを内面から呼び起こします。

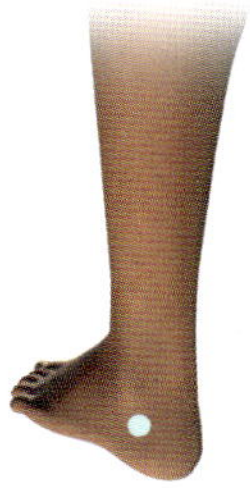

K6
【照海】
（71 ページ）

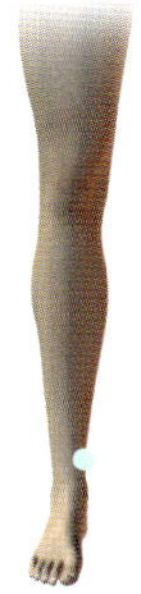

Sp6
【三陰交】
（25 ページ）

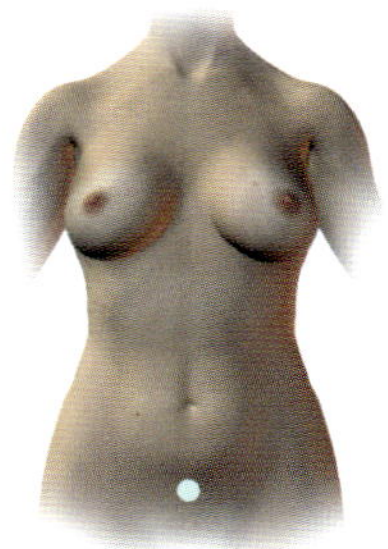

CV4
【関元】
（26 ページ）

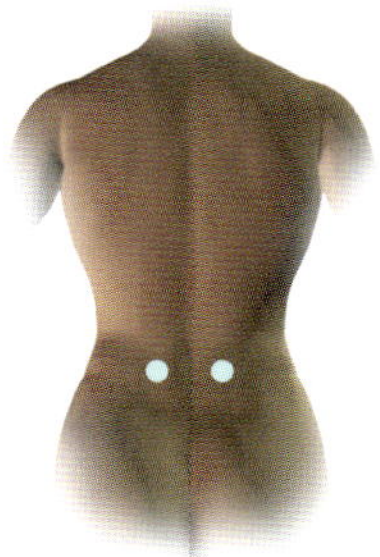

B23
【腎兪】
（27 ページ）

骨と関節

Bones and joints

私たち現代人は、毎日、ストレスと緊張を感じながら、身体にとって悪い姿勢で生活しています。こうした悪い生活習慣がもう何年もあなたの骨に警笛を鳴らし続けていますが、あなたは気が付いているでしょうか。毎日の運動、バランスの取れた食事、十分なリラックスと睡眠が健康にとってどんなに大切なことか、ここであらためて確認してください。どんな骨でも使い過ぎはいけません。これは身体のアンバランスにつながるからです。指圧は姿勢の悪さ、けがなどから来る関節のトラブルを和らげる効果があります。「湿熱」を取り除き、停滞した「血」を動かし、「気」を巡らせ、新しい「血」をそこに送り込むことが必要です。

ツボ刺激のテクニックについては29ページを、ハーブと精油の使用方法については30ページを参照してください。

関節炎および関節の痛み

関節炎は、関節に熱を持ったり、腫《は》れたり、赤くなる、痛むといった炎症を起こします。あるいは関節が徐々に悪化したため、どことなく鈍い痛みを感じるだけかもしれません。西洋医学によれば、関節炎の原因は、けが、肥満、不自然な姿勢、炎症、あるいは損傷などです。漢方医学では、「腎」の機能の低下、「気血」の障害、筋肉と関節への「風」、「寒」、「湿」および「熱」の侵入が原因だと考えます。GV14【大椎《だいつい》】、B11【大杼《だいじょ》】を刺激します。さらに、K6【照海《しょうかい》】、Sp6【三陰交《さんいんこう》】、GB39【懸鐘《けんしょう》】、TH6【支溝《しこう》】、GB34【陽陵泉《ようりょうせん》】を強めると一段と効果が上がります。

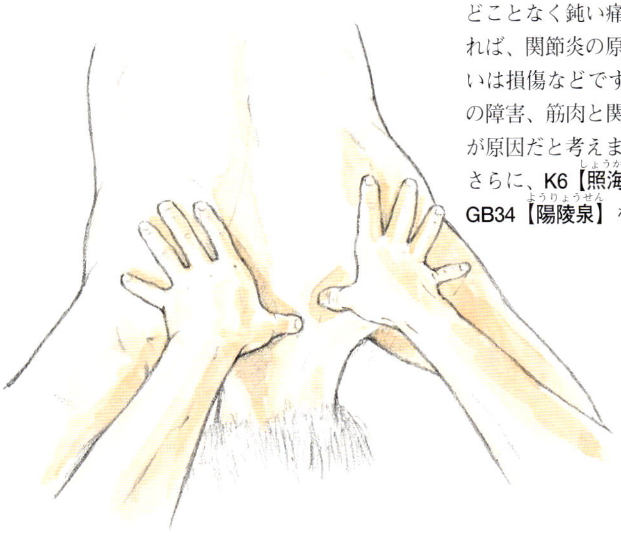

◎**注意**：妊娠中はSp6【三陰交《さんいんこう》】の刺激を避けること。

◎**ハーブ**：リグナムバイティー、デビルズクロウ、クウィンス、メドウスイート、ガーリック。炎症にはレッドクローバー、バーベリー

◎**精油**：マヨラナ

◎**注意**：妊娠中はマヨラナの精油、デビルズクロウの使用を避けること。

GV14【大椎《だいつい》】および B11【大杼《だいじょ》】

GV14【大椎】は「陽経」をつかさどります。第7頸椎《けいつい》と第1胸椎《きょうつい》の間にあるツボを探してください（参照→P.47）。このツボを散らし、「風寒」を追い払います。B11【大杼】は脊柱《せきちゅう》の左右両側、指2本分のところ、第1胸椎と第2胸椎の間のくぼみの高さにあります（右ページのイラスト）。左右2つのツボを散らし、「風」を追い払います。B11【大杼】は骨を強くする特効ツボです。

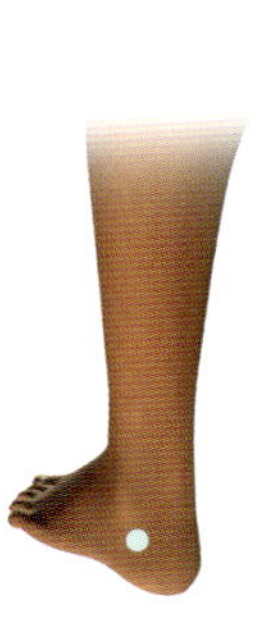

K6
【照海】
（71ページ）

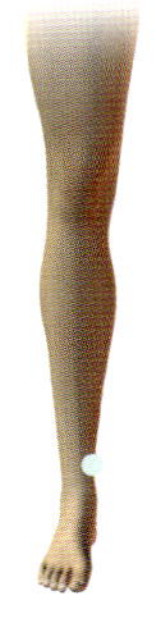

Sp6
【三陰交】
（25ページ）

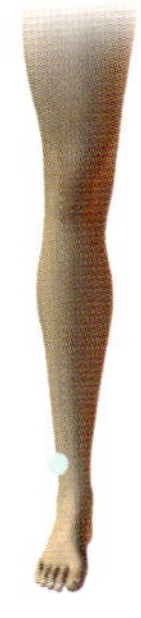

GB39
【懸鐘】
（64ページ）

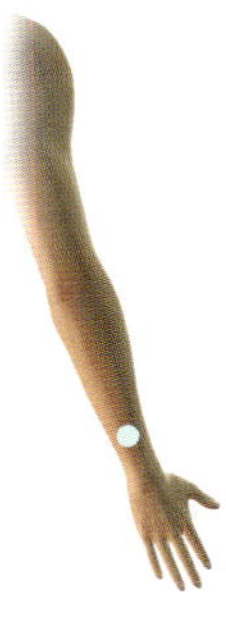

TH6
【支溝】
（47ページ）

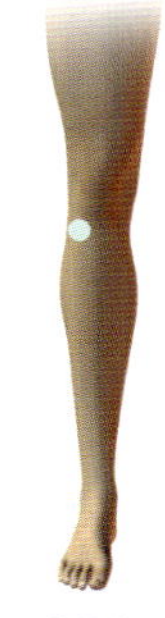

GB34
【陽陵泉】
（25ページ）

首および肩

　首と肩の関節は浅く、靭《じん》帯と腱《けん》が織り混ざって、支えられています。いろいろな動きが可能です。短く、鋭い動作や、むち打ち、よじれたけがは軟部組織へダメージを与えます。ここでは **SI12【秉風《へいふう》】**、**LI15【肩髃《けんぐう》】**を刺激します。さらに、**GV14【大椎《だいつい》】**、**GB20【風池《ふうち》】**を散らし、**LI4【合谷《ごうこく》】**を強めると一層効果的です。

◎**注意**：もし痛みがひどく、腕の部分まで広がっているなら、専門医の診察を受けてください。妊娠中は **LI4【合谷《ごうこく》】**の刺激を避けること。

◎**ハーブ**：シナモンスティック、ジンジャーの根

◎**精油**：カモミール、マリーゴールド、ラベンダー

◎**注意**：妊娠中はマリーゴールドの精油の使用を避けること。

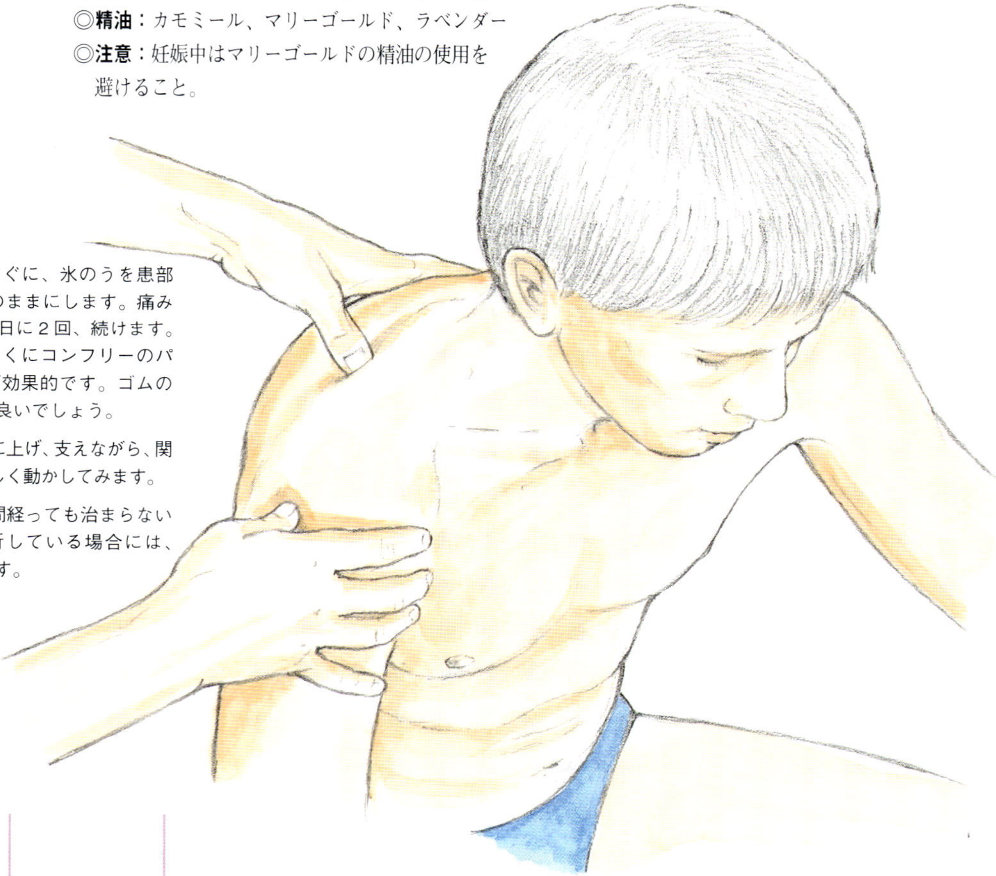

けがの応急処置

□首や肩を痛めたらすぐに、氷のうを患部に当て、20 分間そのままにします。痛みや腫《は》れが続く間は 1 日に 2 回、続けます。またハーブ療法、とくにコンフリーのパップあるいは湿布が効果的です。ゴムのバンドで固定すると良いでしょう。

□けがをした部位を上に上げ、支えながら、関節をゆっくりとやさしく動かしてみます。

□痛みや腫《は》れが 48 時間経っても治まらない場合、あるいは骨折している場合には、医者の診察が必要です。

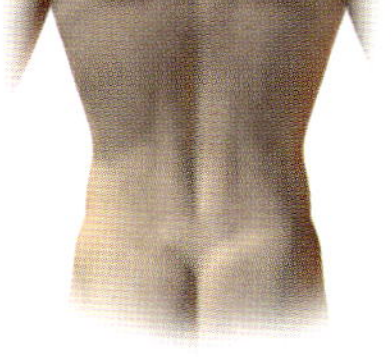

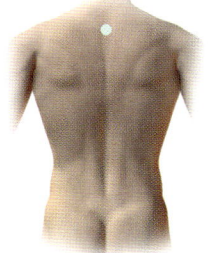

GV14
【大椎】
（73 ページ）

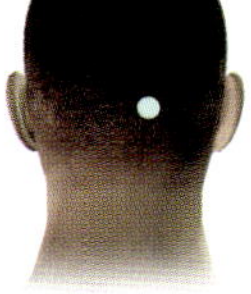

GB20
【風池】
（27 ページ）

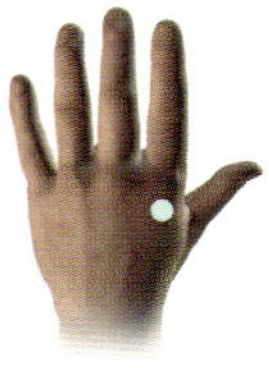

LI4
【合谷】
（24 ページ）

SI12【秉風《へいふう》】および LI15【肩髃《けんぐう》】

肩甲骨の背の上の筋肉の中央、頚椎と肩の先端の真ん中にある SI12【秉風《へいふう》】を探します。このツボを散らし、首と肩にたまった「気血」を動かします。LI15【肩髃】は肩の外側、腕を上げた時にできるえくぼのところにあります。このツボを散らし、「気血」を動かします。

肘《ひじ》

肘関節は蝶番《ちょうつがい》関節で、重なり合った靭《じん》帯と腱《けん》によって強く支えられています。これによりいろいろな動きが可能です。けがのほとんどは、靭帯や腱にダメージを与え、急なけいれん、あるいは小刻みな反復運動から起こります。高い所から落ちると、骨折することがあります。**LI12【肘髎《ちゅうりょう》】**、**TH5【外関《がいかん》】**、**LI11【曲池《きょくち》】**を刺激します。さらに、**LI4【合谷《ごうこく》】**、**LI10【手の三里《さんり》】**を散らし、**GB34【陽陵泉《ようりょうせん》】**を強めると一層効果が上がります。

◎**注意**：妊娠中は**LI4【合谷《ごうこく》】**の刺激を避けること。

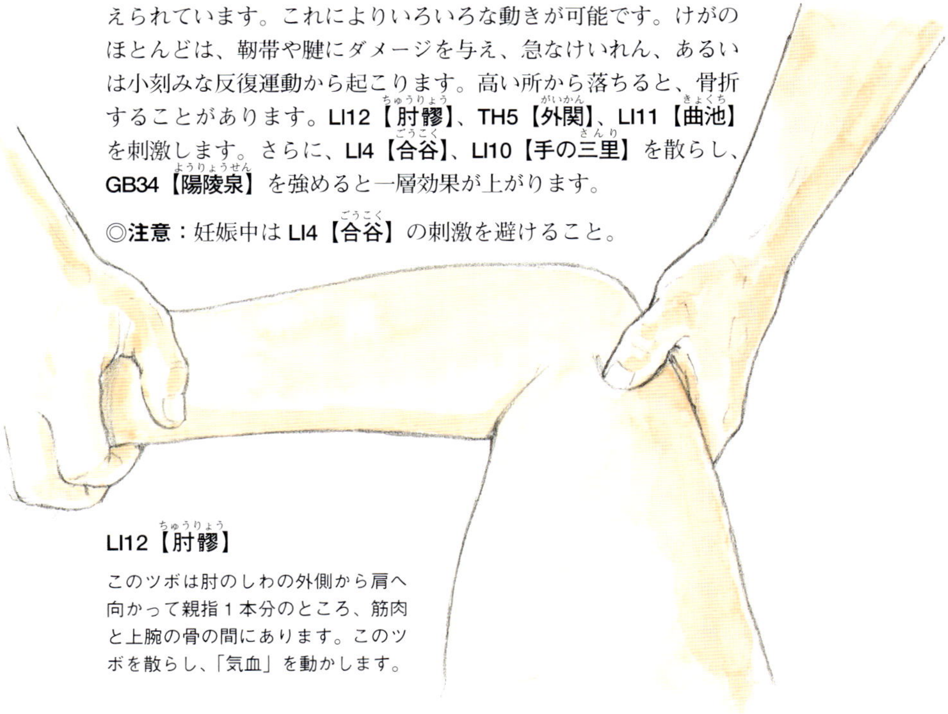

LI12【肘髎《ちゅうりょう》】

このツボは肘のしわの外側から肩へ向かって親指1本分のところ、筋肉と上腕の骨の間にあります。このツボを散らし、「気血」を動かします。

TH5【外関《がいかん》】および
LI11【曲池《きょくち》】

上腕の外側、手首のしわから上へ、指2本分のところにある**TH5【外関】**を探します。このツボを散らし、腱をリラックスさせ、手の「陽経」にたまった老廃物を動かします。**LI11【曲池】**は肘のしわの外端にあります。このツボを散らし、「気血」を動かし、「大腸経」の「熱」を追い払います。

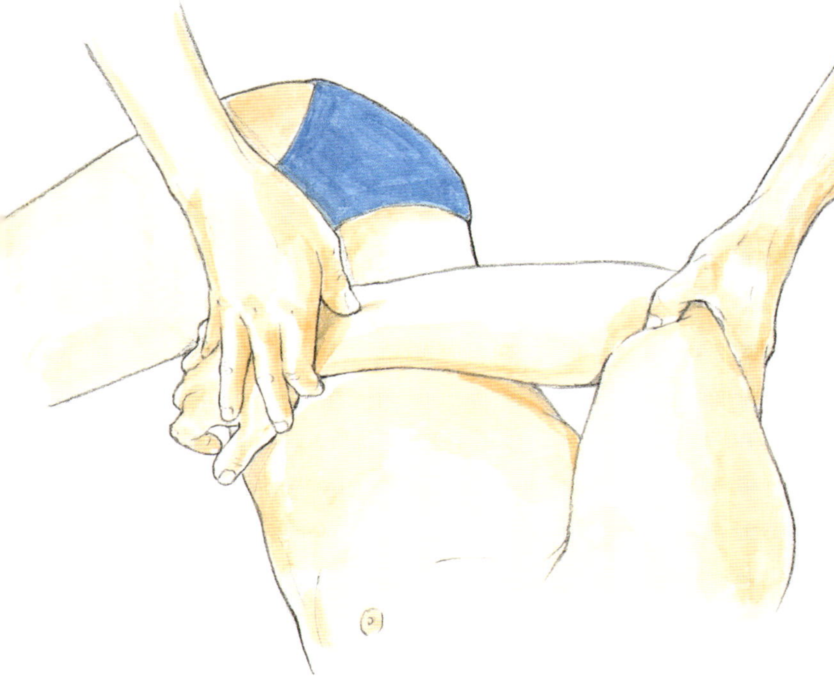

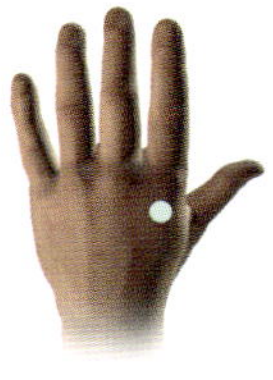

LI4
【合谷】
（24ページ）

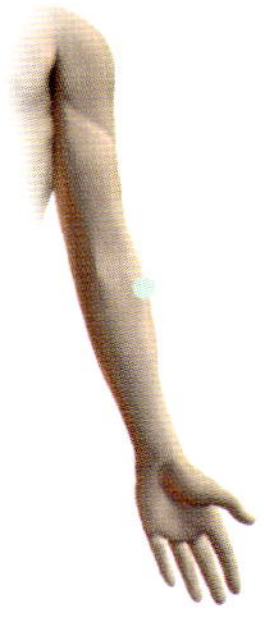

LI10
【手の三里】
（64ページ）

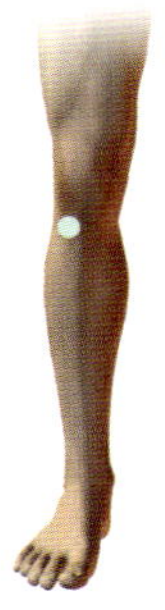

GB34
【陽陵泉】
（25ページ）

手および手首

手と手首の関節はてこと滑車の複雑な構造の楕円関節で、強く、いろいろな動きが可能です。

高い所から飛び降りる時、私たちは条件反射的に両手を付いて、身を守ろうとします。これは時に手首のけがにつながります。関節あるいは骨格のどちらかの側が痛んだり、靭《じん》帯の周りが腫れたりします。**LI5【陽谿《ようけい》】**、**SI5【陽谷《ようこく》】**、**TH4【陽池《ようち》】**を刺激します。

手の痛みあるいはけがには、**LI4【合谷《ごうこく》】**、**SI3【後谿《こうけい》】**を刺激します。

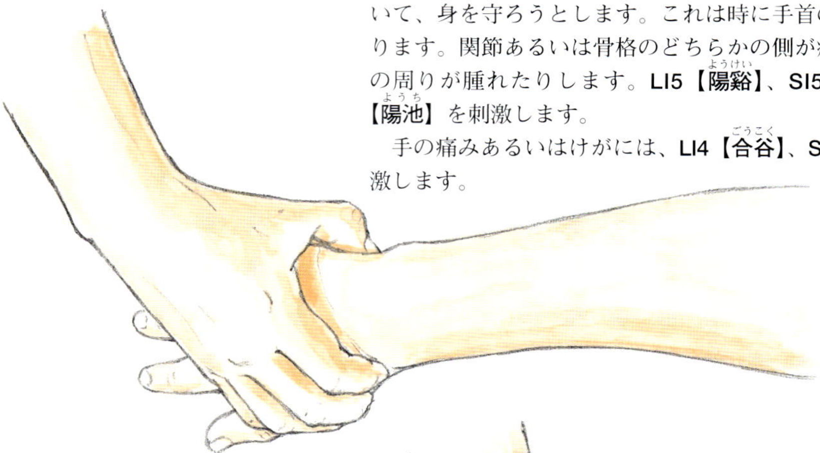

LI4【合谷《ごうこく》】および SI3【後谿《こうけい》】

LI4【合谷】は手の甲側、親指と人さし指の間の膜にあります。このツボを散らし、「気血」を動かし、「風」を払います。こぶしをゆるく握った時にできるしわの小指側、骨と筋肉の間にある **SI3【後谿】**を探します。このツボを散らし、「気血」を動かし、脊柱《せきちゅう》にできた凝りを動かします。

注意：妊娠中は **LI4【合谷】**の刺激を避けること。

LI5【陽谿《ようけい》】および SI5【陽谷《ようこく》】

手首の関節の端、親指の付け根にあるくぼみにある **LI5【陽谿】**を探します。このツボを散らし、「気血」を動かし、「大腸経」から「熱」を追い払います。**SI5【陽谷】**は手首の関節の小指寄りのくぼみにあります。このツボを散らし、「気血」を動かし、「小腸経」から「熱」を追い払います。

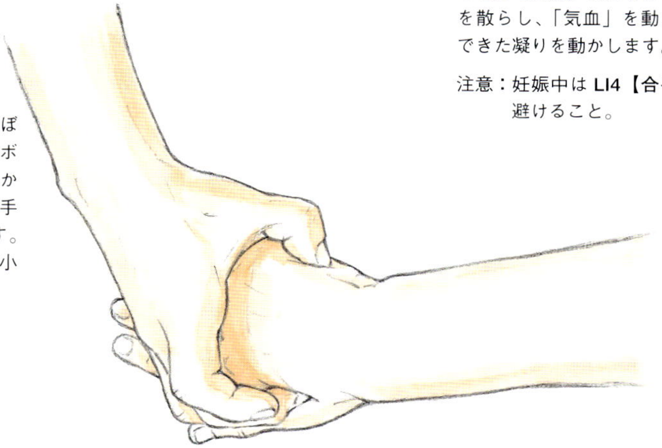

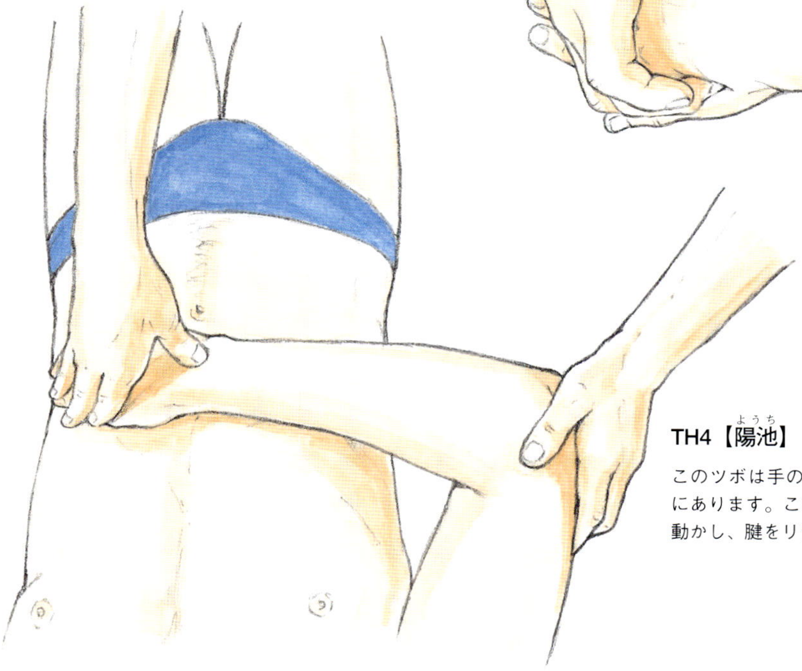

TH4【陽池《ようち》】

このツボは手の甲側、手首の関節の真ん中にあります。このツボを散らし、「気血」を動かし、腱をリラックスさせます。

股《こ》関節および腰椎《ようつい》

股関節の深いくぼみは、とても強固ですが、動きは限られています。腰椎や骨盤は、厚くて強い靭《じん》帯や太い筋肉に支えられた大きな骨から成り立っています。骨の損傷、硬直といった症状があります。物を持ち上げる時の姿勢の悪さや習慣的なことが原因です。GB30【還跳《かんちょう》】、B26【関元兪《かんげんゆ》】を刺激します。さらに、B23【腎兪《じんゆ》】、B54【秩辺《ちっぺん》】、GB34【陽陵泉《ようりょうせん》】を強めると効果的です。

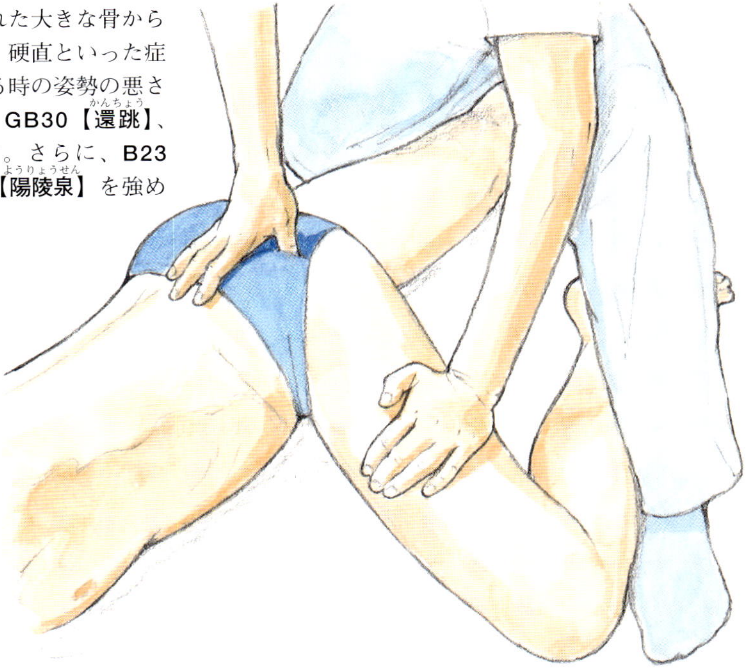

GB30【還跳《かんちょう》】

お尻の側、仙椎《せんつい》の中間から大腿《たい》部の骨の一番上までの線に沿って、外側、3分の2のところにあるツボを探します。このツボを散らし、骨盤や腰にたまった「気血」を動かします。

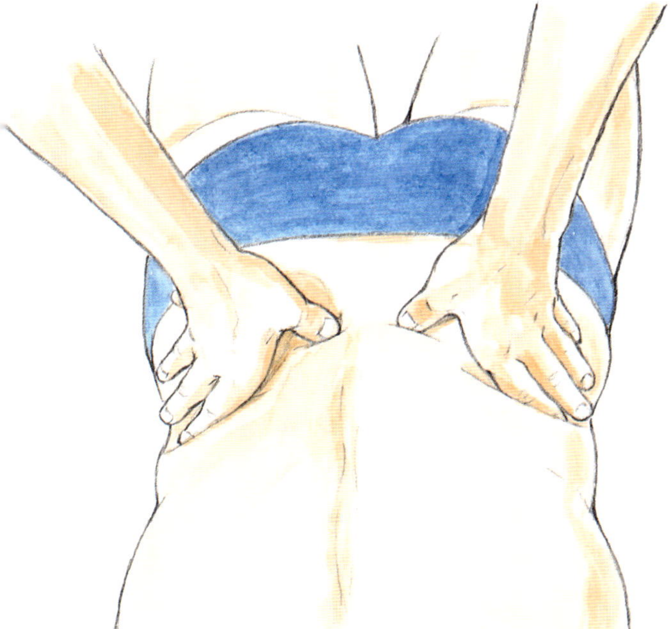

B26【関元兪《かんげんゆ》】

このツボは脊柱《せきちゅう》の左右両側、指2本分のところ、第5腰椎《ようつい》と第1仙椎《せんつい》の高さにあります。左右2つのツボを散らし、「気血」を動かし、靭《じん》帯を強くし、腰椎と仙椎を安定させます。

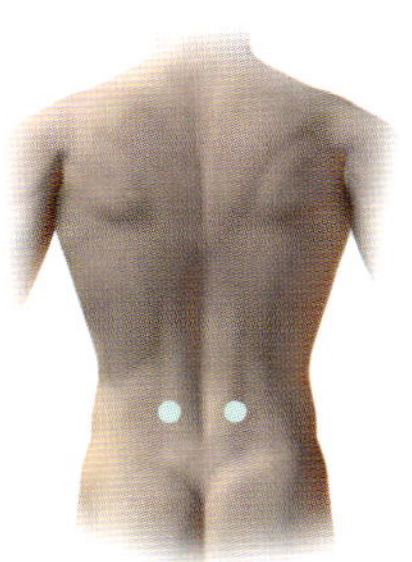

B23
【腎兪】
（27ページ）

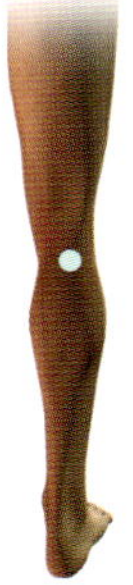

B54
【秩辺】
（85ページ）

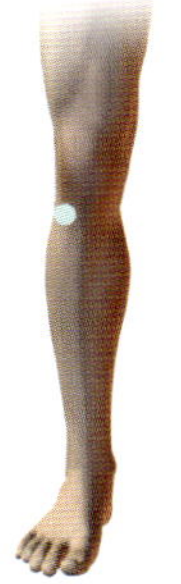

GB34
【陽陵泉】
（25ページ）

ひざ

膝《ひざ》関節はあなたの全体重を支えますが、あまり頑丈な関節ではありません。体重がそこにかかっている時、足をひねったりすると、ひざの軟骨や靭《じん》帯を痛めてしまうことがよくあります。急に激痛が走ったり、腫《は》れたりすることもあります。ひざは「ロック」され、曲げたり、伸ばしたりする動きが取れなくなってしまいます。

曲げた時のひざの痛み

St35【犢鼻《とくび》】、【膝眼《しつがん》】を刺激します。さらに、**GB34【陽陵泉《ようりょうせん》】**を散らすと効果が上がります。

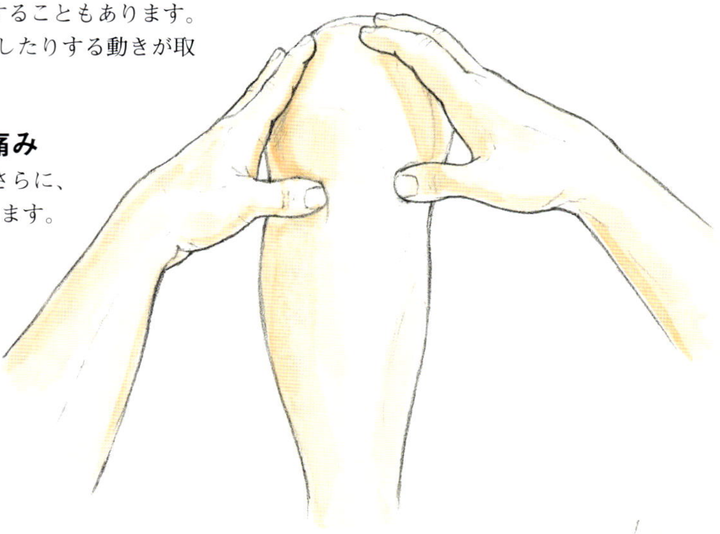

St35【犢鼻《とくび》】および【膝眼《しつがん》】

St35【犢鼻】と「ひざの目」として知られている**【膝眼】**（右のイラスト）は、ひざの皿の下、靭帯の両側にある２つのえくぼにあります。これらのツボを散らし、「気血」を動かし、痛みを和らげます。

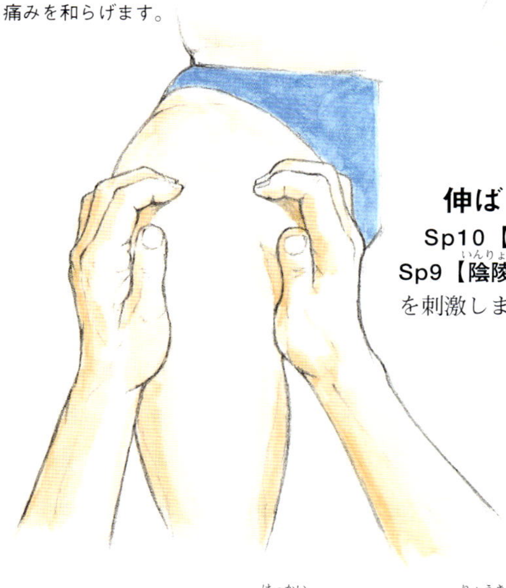

伸ばした時のひざの痛み

Sp10【血海《けっかい》】、St34【梁丘《りょうきゅう》】（左）、**Sp9【陰陵泉《いんりょうせん》】、St36【足の三里《さんり》】**（右）を刺激します。

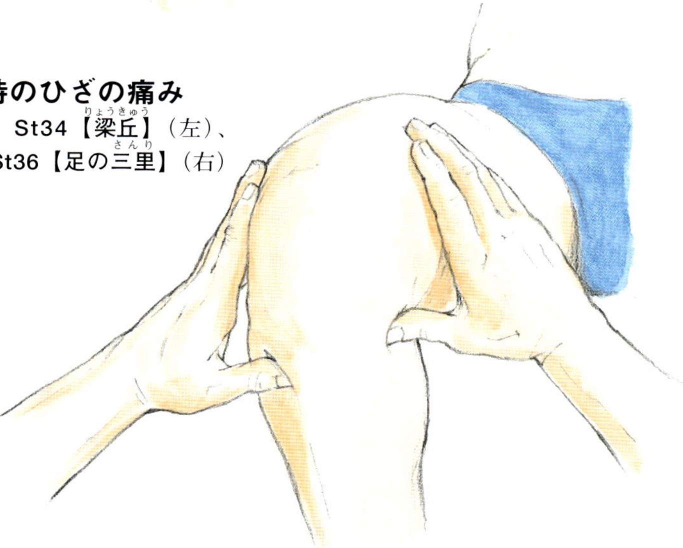

Sp10【血海《けっかい》】および St34【梁丘《りょうきゅう》】

Sp10【血海】はひざの皿の上端から上へ、親指２本分のところ、大腿《たい》部の内側から指２本分のところにあります。このツボを散らし、「気」を動かし、「血」を冷やします。ひざの皿の上端から上へ、親指２本分のところにある**St34【梁丘】**を探します。このツボを散らし、「気血」の局部的な停滞、および「胃経」にたまった「気血」を動かします。

Sp9【陰陵泉《いんりょうせん》】および St36【足の三里《さんり》】

膝《ひざ》関節の下、脚の内側、脛骨《けいこつ》とふくらはぎの筋肉の間のくぼみにある**Sp9【陰陵泉】**を探してください。このツボを散らし、「気血」を動かし、「湿熱」を追い払います。**St36【足の三里】**はひざの皿の下、脛骨の外側、指４本分のところにあります。このツボを散らし、「気血」を動かし、強め、「湿」を取り除きます。

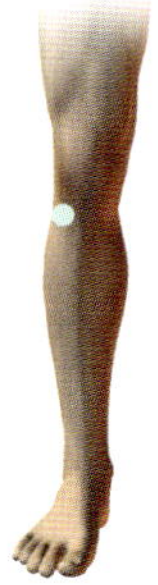

GB34
【陽陵泉】
（25ページ）

足首

足首はあなたの全体重を支えるために頑丈な構造になっていて、しかも柔軟な関節です。足を曲げた時には強い関節ですが、足を伸ばした姿勢ではひねりやすくなります。くるぶしの真下や周辺にある靭《じん》帯は、トラブルを起こしやすく、腫《は》れて痛みを伴います。**K3【太谿《たいけい》】**、**St41【解谿《かいけい》】**を刺激します。さらに、**B60【崑崙《こんろん》】**を散らし、**GB34【陽陵泉《ようりょうせん》】**を強めると一層効果が上がります。

◎**注意**：妊娠中は**B60【崑崙《こんろん》】**の刺激を避けること。

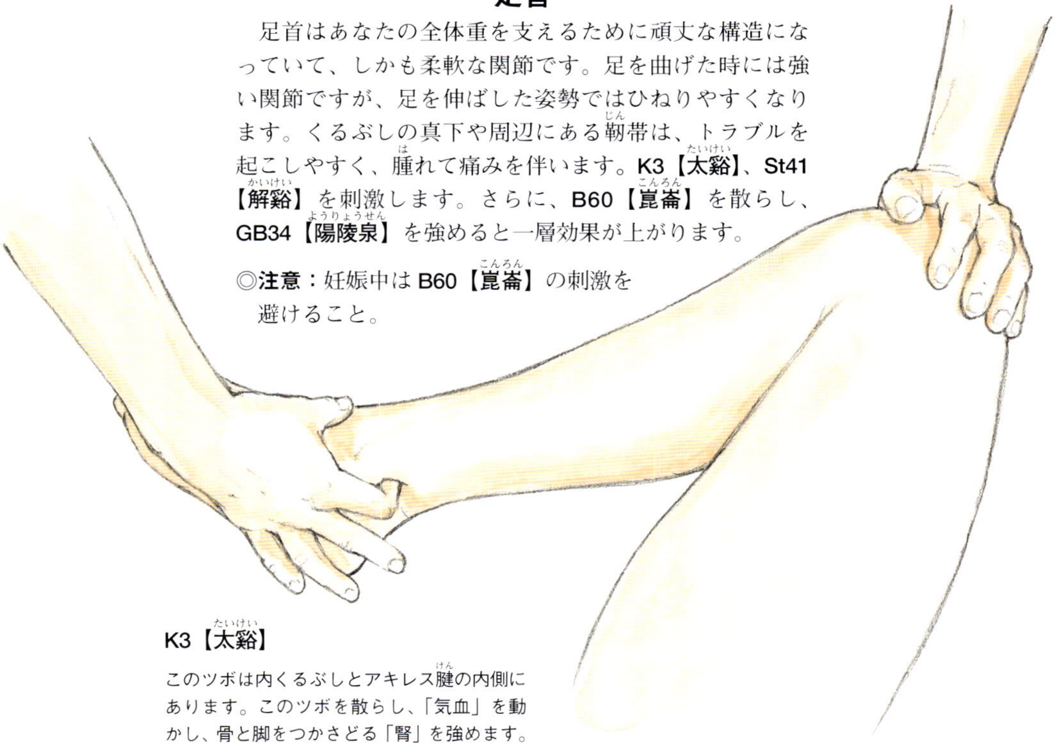

K3【太谿《たいけい》】

このツボは内くるぶしとアキレス腱《けん》の内側にあります。このツボを散らし、「気血」を動かし、骨と脚をつかさどる「腎」を強めます。

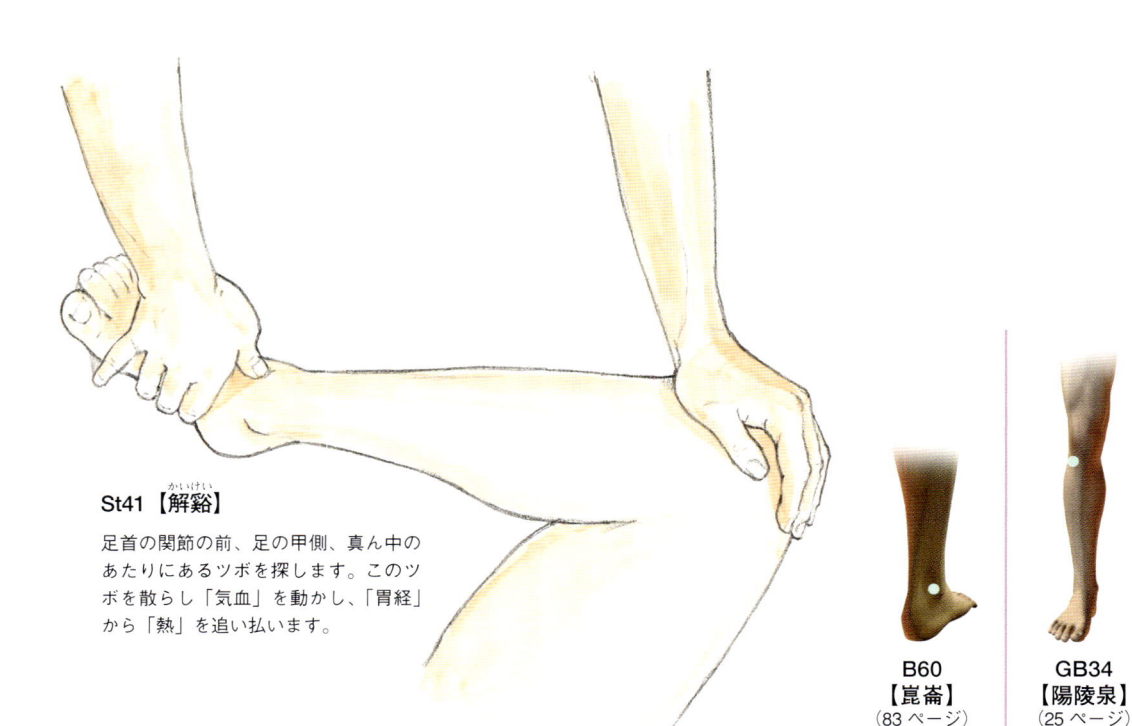

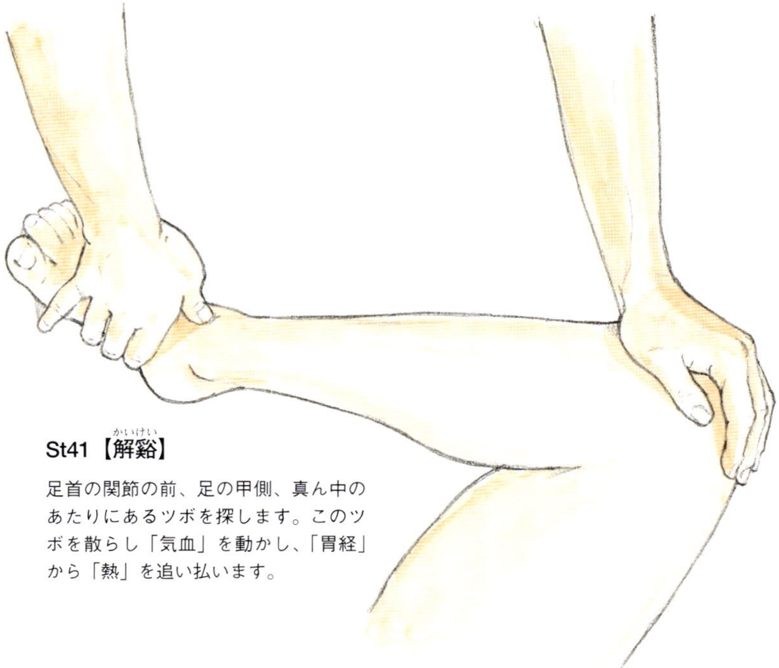

St41【解谿《かいけい》】

足首の関節の前、足の甲側、真ん中のあたりにあるツボを探します。このツボを散らし「気血」を動かし、「胃経」から「熱」を追い払います。

B60
【崑崙】
(83 ページ)

GB34
【陽陵泉】
(25 ページ)

筋肉

Muscles

私たちは、毎日の規則正しい運動、休息、そしてバランスの取れた食事を習慣づけ、筋肉を強く、柔軟に保つように心がけなくてはいけません。筋肉がダメージを受けると、「血」や「津液《しんえき》」が滞り、腫《は》れや痛みを起こします。一度ダメージを受けた筋肉は治ったとしても、繊維組織が短くなる傾向がありますので、柔軟性がなくなり、硬くなったり、弱められたりします。「湿熱」を追い払い、炎症を軽減し、停滞した「血」を動かすことが必要です。さらに、「気」を動かし、新しい「血」をその代わりに持っていくことも大切です。

ツボ刺激のテクニックについては29ページを、ハーブと精油の使用方法については30ページを参照してください。

◎**注意**：筋肉の消耗、つまり筋肉が身体の反対側にある同じ筋肉よりも小さくなっている場合には、専門医の診察を受けてください。

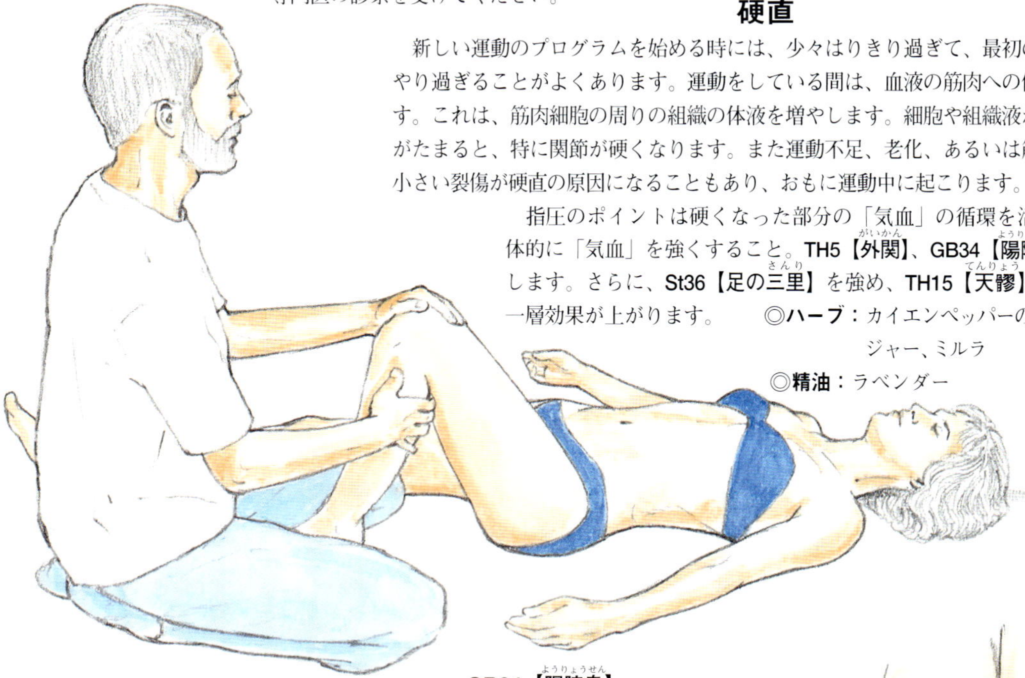

硬直

新しい運動のプログラムを始める時には、少々はりきり過ぎて、最初の部分だけをやり過ぎることがよくあります。運動をしている間は、血液の筋肉への供給が増えます。これは、筋肉細胞の周りの組織の体液を増やします。細胞や組織液からの老廃物がたまると、特に関節が硬くなります。また運動不足、老化、あるいは筋肉の非常に小さい裂傷が硬直の原因になることもあり、おもに運動中に起こります。

指圧のポイントは硬くなった部分の「気血」の循環を活発にし、全体的に「気血」を強くすること。**TH5【外関《がいかん》】**、**GB34【陽陵泉《ようりょうせん》】**を刺激します。さらに、**St36【足の三里《さんり》】**を強め、**TH15【天髎《てんりょう》】**を散らすと一層効果が上がります。

◎**ハーブ**：カイエンペッパーの塗り薬、ジンジャー、ミルラ

◎**精油**：ラベンダー

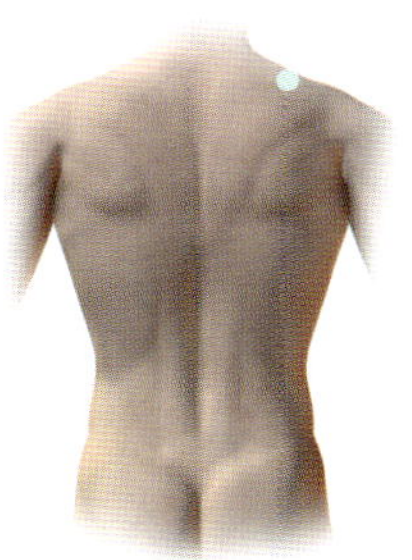

TH15
【天髎】
（90ページ）

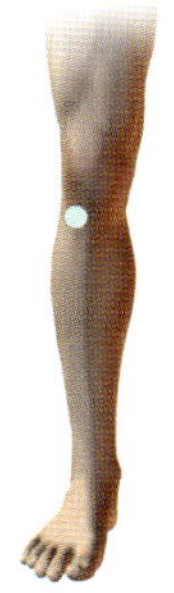

ST36
【足の三里】
（25ページ）

GB34【陽陵泉《ようりょうせん》】

これは筋肉と腱の故障全般に効く特効ツボです。脚の外側、膝《ひざ》関節の下、腓骨《ひこつ》の一番上の前下にあるツボを探します。このツボを強め、「肝」の「気」を鎮め、「湿熱」を除きます。

TH5【外関《がいかん》】

このツボは腕の内側の真ん中、手首のしわから上へ親指２本分のところにあります。このツボを散らし、筋肉に栄養分を送り、腱《けん》をリラックスさせる体表の「気」を整えます。

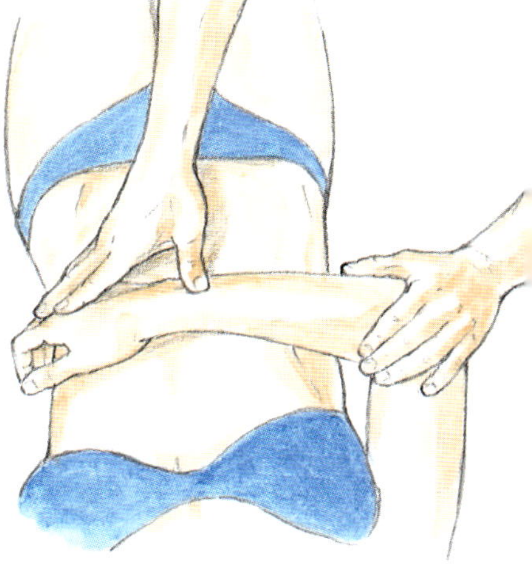

硬直した大腿部やふくらはぎを軟らかくする指圧のテクニック

一般的に運動の後に感じられる痛み、重い感じ、硬直感は筋肉繊維の間に老廃物がたまった結果です。繊維組織が横たわっている正しい方向にそれを伸ばしてあげると、老廃物を追い払う効果があります。

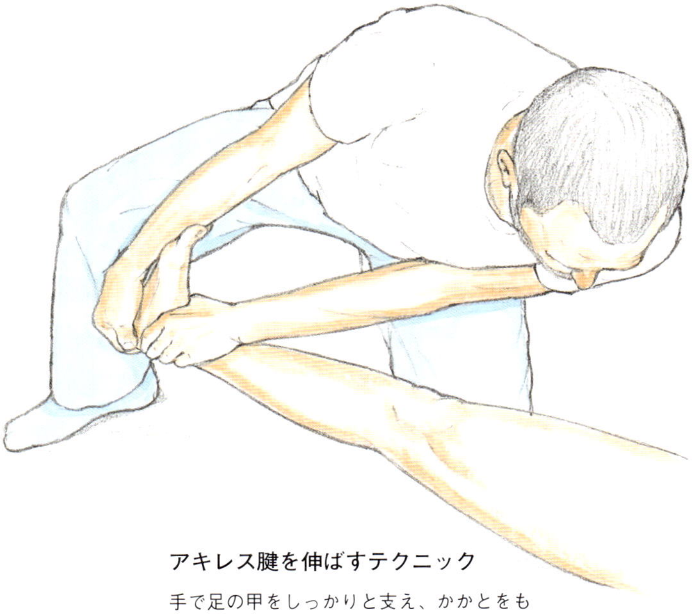

アキレス腱を伸ばすテクニック

手で足の甲をしっかりと支え、かかとをもう一方の手でつかみます。腕は足の裏に置くようにすると良いでしょう。身体の中心に向かって強く押します。

注意：ひざがまっすぐに伸び過ぎた時には(ひざが自然にまっすぐに伸びた姿勢から、間違った方法で軽く曲げられた状態)、この指圧をやめること。

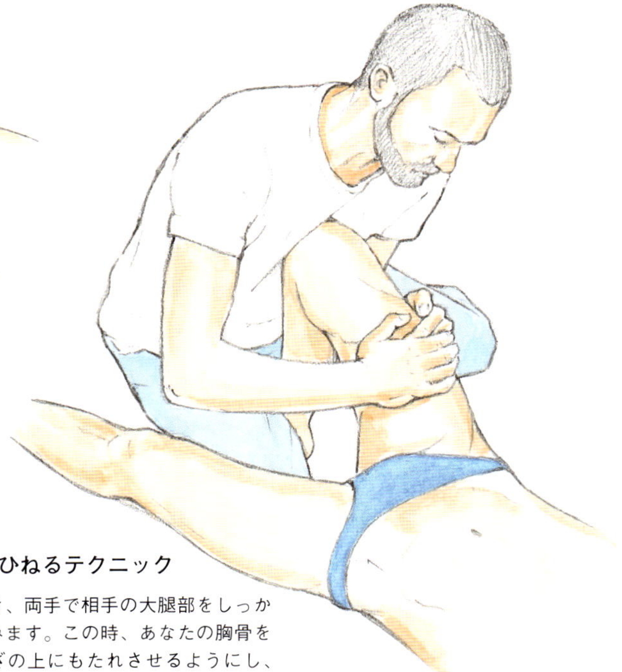

大腿部をひねるテクニック

ひざまずき、両手で相手の大腿部をしっかりとつかみます。この時、あなたの胸骨を相手のひざの上にもたれさせるようにし、相手を支えると良いでしょう。大腿部の筋肉を左右に３～４回、回します。

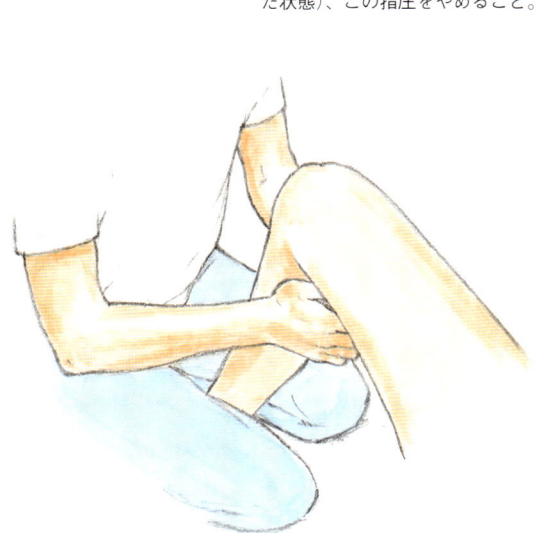

ふくらはぎの筋肉を引っ張るテクニック

ふくらはぎを両手でしっかりつかみます。あるいは片手でつかみ、もう片方の手でひざを支えます。ふくらはぎを左右に３～４回、回します。

腰痛

脊柱《せきちゅう》や脊柱の間にある椎間板《ついかんばん》は、テントを支えるまっすぐに立ったさおに似ています。その両側に張り網の役割をする筋肉があります。重いものを持ったり、とくに腰をひねりながら、ものを持ったりすると、あるいは曲げたりすると、腰痛を起こします。腰痛を患っている人は、例えば、身長との関係、けがによることもありますが、遺伝的な要因で腰が弱いことがあります。姿勢の悪さ、運動不足は痛みを悪化させます。**【十七椎《じゅうしちつい》】**を刺激します。さらに、**B23【腎兪《じんゆ》】**、**B25【大腸兪《だいちょうゆ》】**、**GV4【命門《めいもん》】**を強めると一層効果が上がります。

◎**注意：**症状が重い場合には、専門医に診察してもらうのが無難です。もし痛みが足まで下りて、広がっている場合には、**【十七椎《じゅうしちつい》】**の指圧はストップすること。

◎**ハーブ：**ソーパルメット、ネトル、デビルズクロウ

◎**精油：**ブラックペッパー、ラベンダー

◎**注意：**妊娠中はデビルズクロウの使用を避けること。

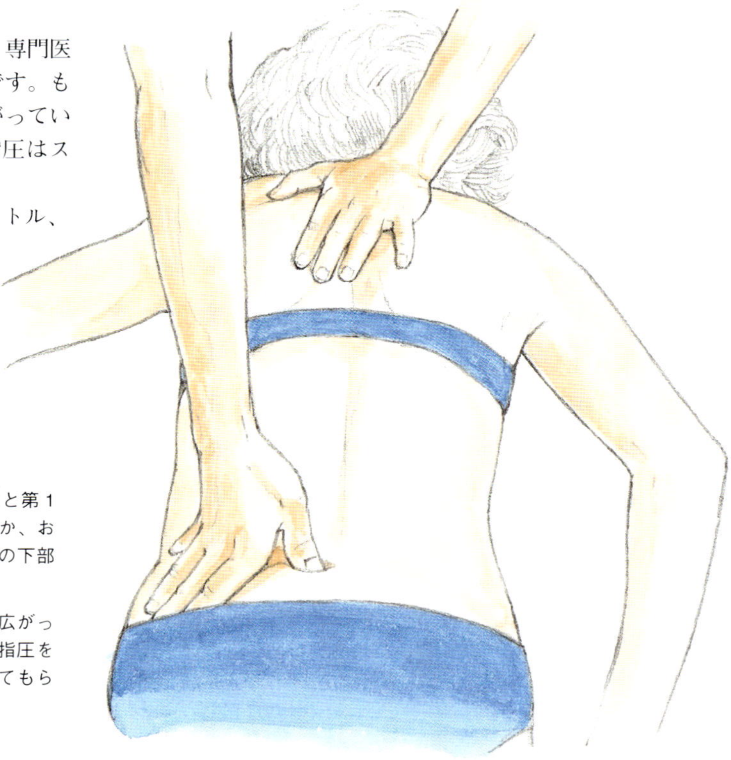

【十七椎《じゅうしちつい》】

このツボは脊柱《せきちゅう》の正中線、第5腰椎《ようつい》と第1仙椎《せんつい》の間にあります。これを強めるか、お香で温めます（参照→ P.29）。脊柱の下部を強め、痛みを和らげます。

注意：痛みが足の部分まで下りて、広がっている場合には、このツボの指圧をやめること。専門医に診察してもらってください。

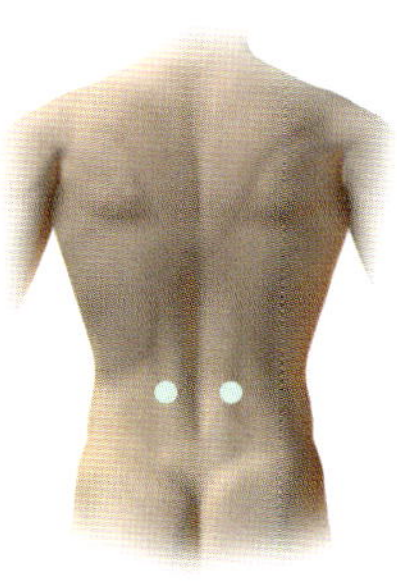

B23
【腎兪】
（27 ページ）

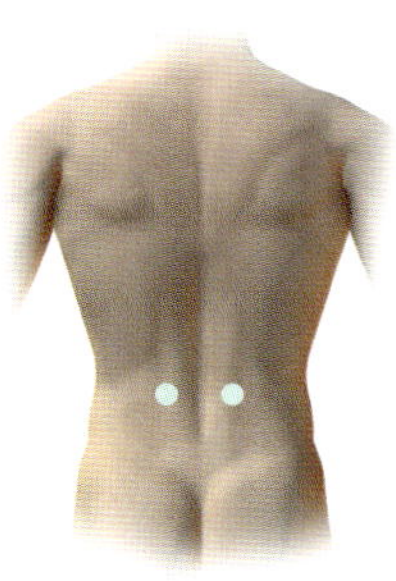

B25
【大腸兪】
（61 ページ）

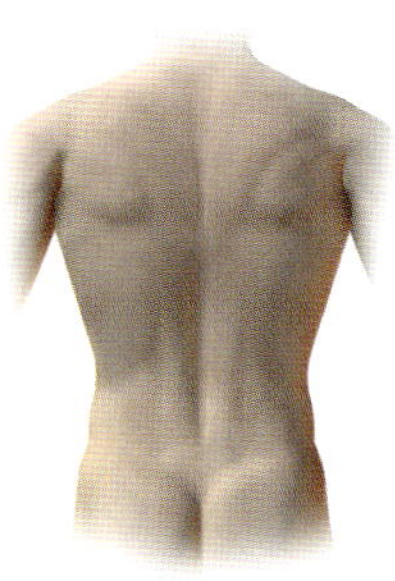

GB34
【命門】
（72 ページ）

坐骨神経痛

椎間板《ついかんばん》にダメージを受けたなら、その周りにある軟部組織は膨張し、神経を圧縮してしまいます。痛みは腰の下部に広がったり、脚の外側にまで広がるケースもあります。指圧やハーブのパップがよく効きます。坐骨神経痛が脚の外側に及んだ場合には、GB30【還跳《かんちょう》】、GB31【風市《ふうし》】を刺激します。さらに、GB34【陽陵泉《ようりょうせん》】、GB39【懸鐘《けんしょう》】のツボを散らすと一層効果が上がります。脚の裏側に沿っての坐骨神経痛の場合には、B57【承山《しょうざん》】（参照→P.85）とB60【崑崙《こんろん》】を刺激します。さらに、B40【秩辺《ちっぺん》】、B26【関元兪《かんげんゆ》】、B23【腎兪《じんゆ》】のツボを散らすと効果が上がります。

◎**注意**：坐骨神経痛は椎間板の異常、脊柱の関節炎、あるいは腫瘍《しゅよう》によるものが考えられます。早急に専門医に診てもらってください。妊娠中はB60【崑崙《こんろん》】の刺激を避けること。

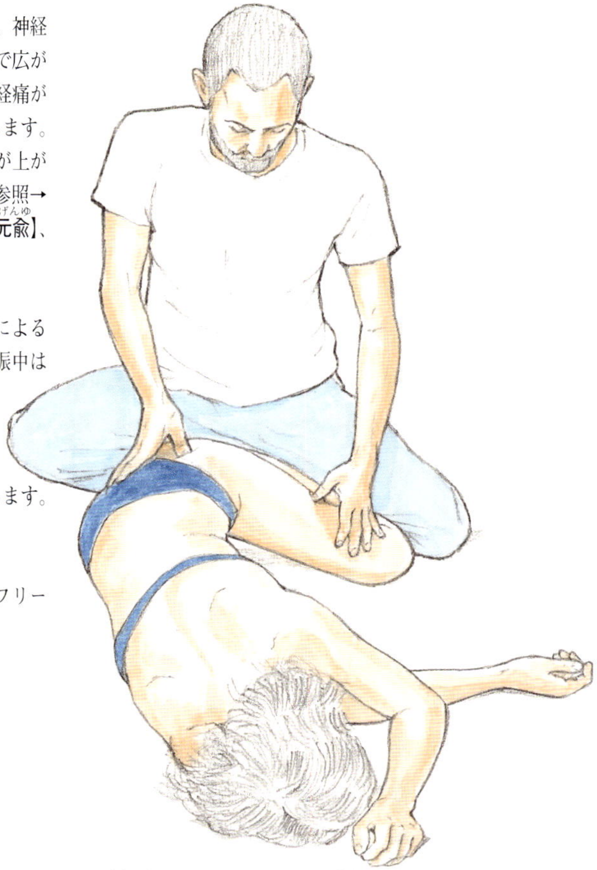

応急処置

腰がまっすぐになるように、固いところに横になり、リラックスします。処置の最中、起き上がったり、立ったりしないように気を付けます。

◎**ハーブ**：セントジョンズワートのチンキ剤および／あるいはコンフリーのパップ剤を痛みのあるラインに沿って当てる

◎**精油**：カモミール、ゼラニウム、ラベンダー、マヨラナ

◎**注意**：妊娠中はマヨラナの精油の使用を避けること。

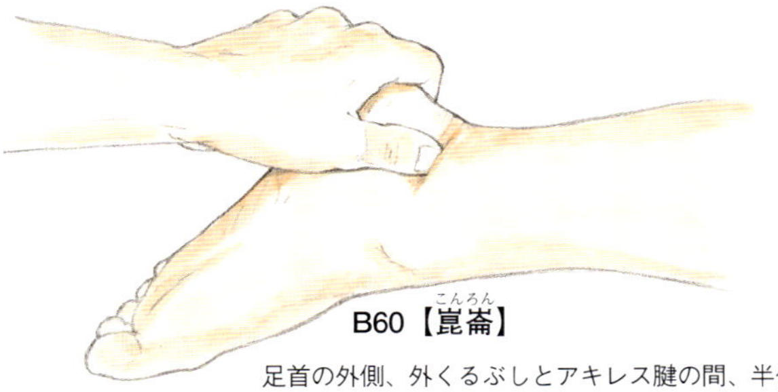

B60【崑崙《こんろん》】

足首の外側、外くるぶしとアキレス腱の間、半分のところにあるツボを探します。このツボを散らし、腰の痛みを和らげます。滞った「気」を動かし、「熱」を追い払います。

注意：妊娠中はB60【崑崙】の刺激を避けること。

GB30【還跳《かんちょう》】およびGB31【風市《ふうし》】

GB30【還跳】はお尻の側、仙椎の真ん中のラインに沿って、外側へ3分の2のところ、大《たい》腿部の骨の一番上の方にあります。このツボを散らし、骨盤や腰にたまった「気」を動かします。そして脚の「胆経」を下げます。大腿部の外側、膝《ひざ》関節のしわの外側から上へ親指7本分のところにあるGB31【風市】を探します。このツボを散らし、「胆経」の老廃物を動かし、腱《けん》をリラックスさせます。

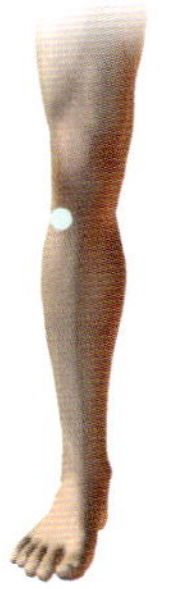

GB34
【陽陵泉】
（84ページ）

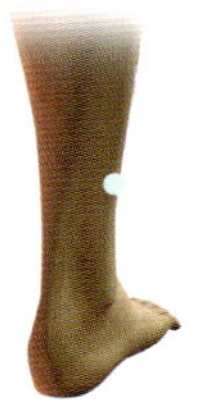

GB39
【懸鐘】
（64ページ）

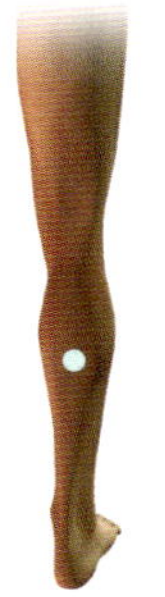

B57
【承山】
（85ページ）

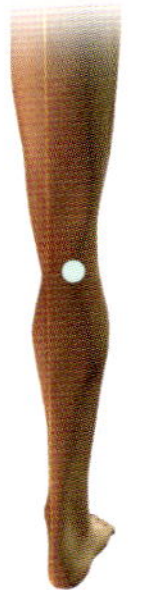

B40
【秩辺】
（85ページ）

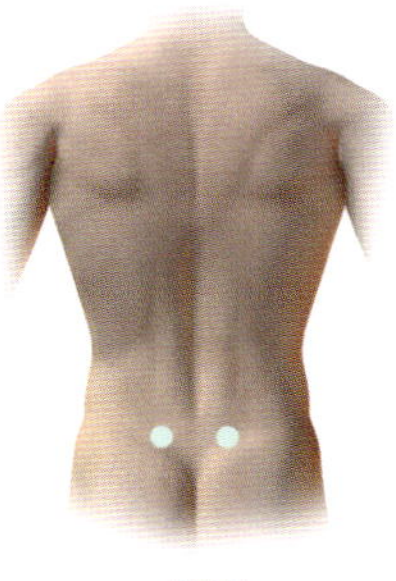

B26
【関元兪】
（77ページ）

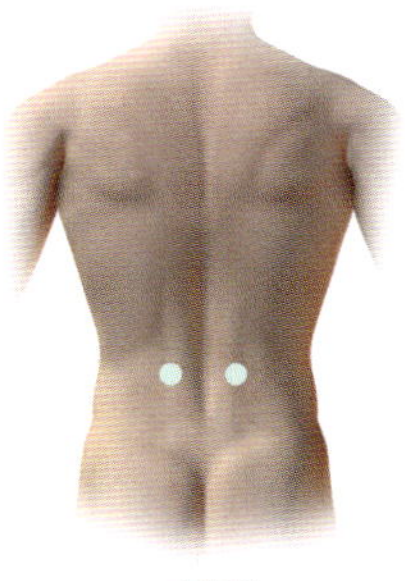

B23
【腎兪】
（27ページ）

足のだるさ

一日の終わりに、あるいは長い間立ちっぱなしの後は、身体は疲れ、循環が鈍くなってきます。漢方医学でも西洋医学でも、循環が悪くなると、充血、重苦しさ、痛みを引き起こすと考えます。指圧のポイントは「気血」を強くし、足やその他の部分の循環を促すことです。**St36【足の三里《さんり》】**、**GB34【陽陵泉《ようりょうせん》】**を刺激し、**B57【承山《しょうざん》】**のツボを散らします（P.85）。

◎**ハーブ：**ラベンダー、ローズマリー、ジンジャーで足浴
◎**精油：**ラベンダー

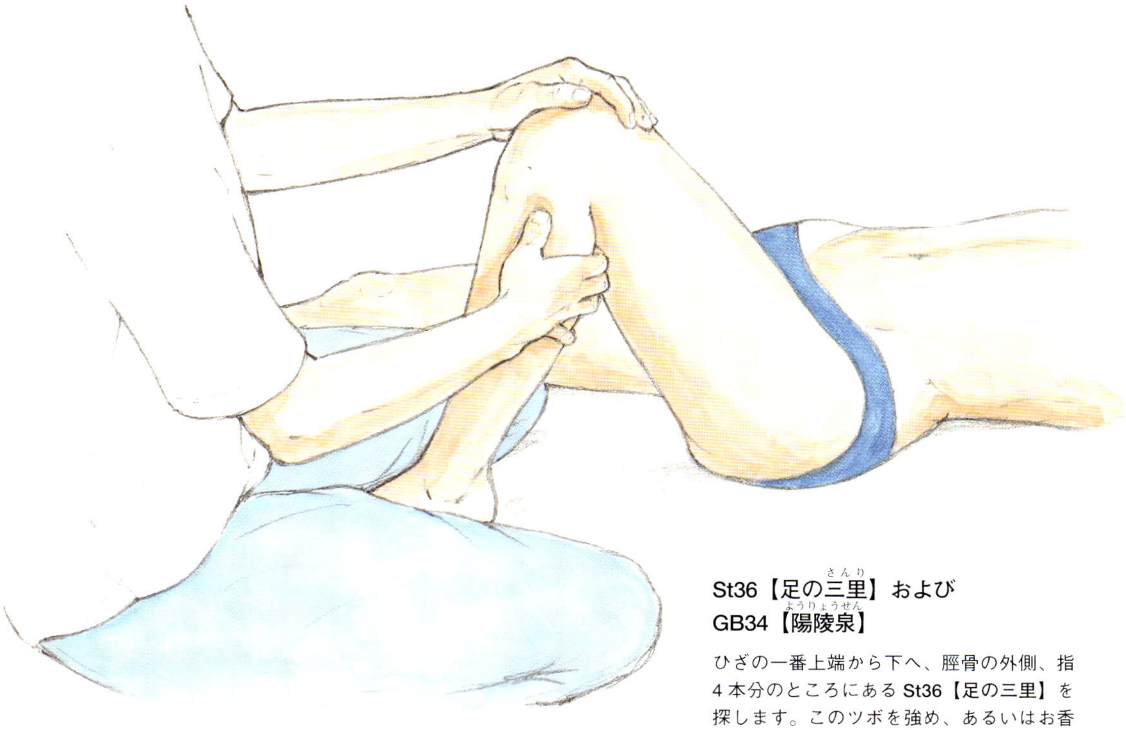

St36【足の三里《さんり》】および
GB34【陽陵泉《ようりょうせん》】

ひざの一番上端から下へ、脛骨の外側、指4本分のところにある**St36【足の三里】**を探します。このツボを強め、あるいはお香（参照→P.29）で温めます。「気血」の生成と循環を促進し、脚を強くします。**GB34【陽陵泉】**は脚の外側のくぼんだところ、膝関節の下、腓骨《ひこつ》の一番上から前下にあり、筋肉の収縮とリラックスを促す効果があります。このツボを強め、あるいはお香で温めます（参照→P.29）。

筋肉のけいれん

局部のけいれんは運動中の疲れ、あるいは過労の結果、起こります。とくに夜、足のけいれんを起こす人が多いようです。激痛と、筋肉が固く、節になった感じを伴います。西洋医学では、疲れ、あるいは血液の悪循環および筋肉に影響を与えている神経系の反応だとみなします。漢方の考え方は、けいれんは局所の停滞、「気血」の不足のいずれか、あるいは両方が原因で起こるとします。これらを整える必要があります。**B57【承山《しょうざん》】**、**B54【秩辺《ちっぺん》】**を刺激します。さらに、**Liv3【太衝《たいしょう》】**、**GB34【陽陵泉《ようりょうせん》】**を散らすと効果が上がります。指けいれんの場合には、**LI4【合谷《ごうこく》】**のツボを散らします。

◎**注意**：妊娠中は**LI4【合谷《ごうこく》】**の刺激を避けること。
◎**付記**：繊維組織を整えるために、患部の筋肉を伸ばすこと、また水分を十分に摂ることが大切です。これは重要な組織塩を筋肉に運びます。
◎**ハーブ**：クウィンス、ジンジャー、カモミール。芳香浴にラベンダー、ローズマリー
◎**精油**：パイン、サイプレス、マヨラナ
◎**注意**：妊娠中はマヨラナの精油の使用を避けること。

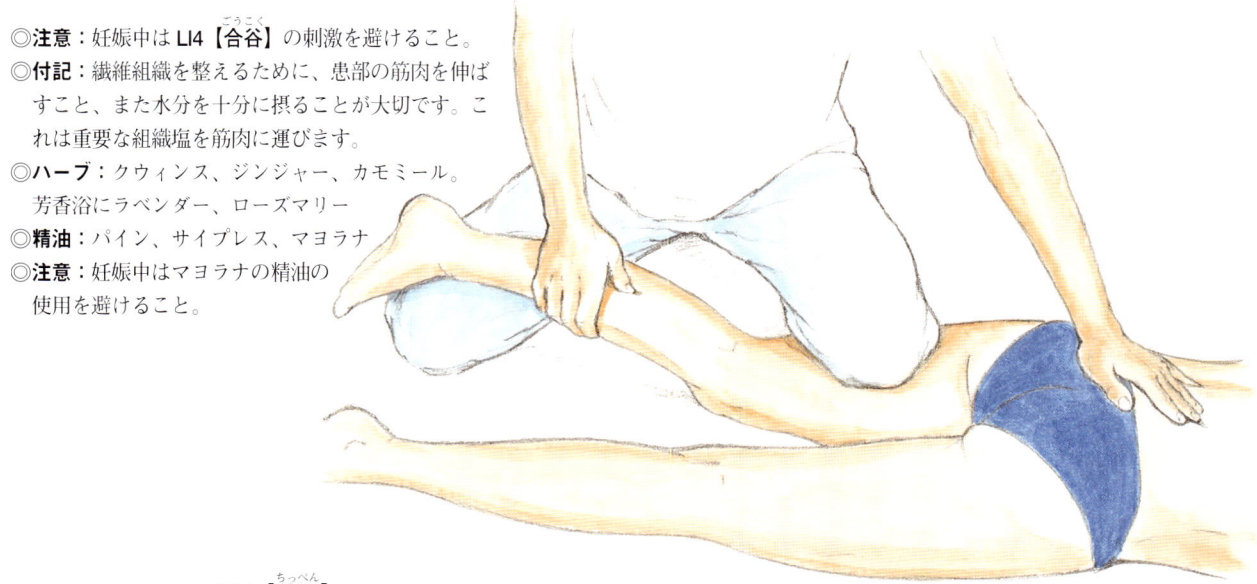

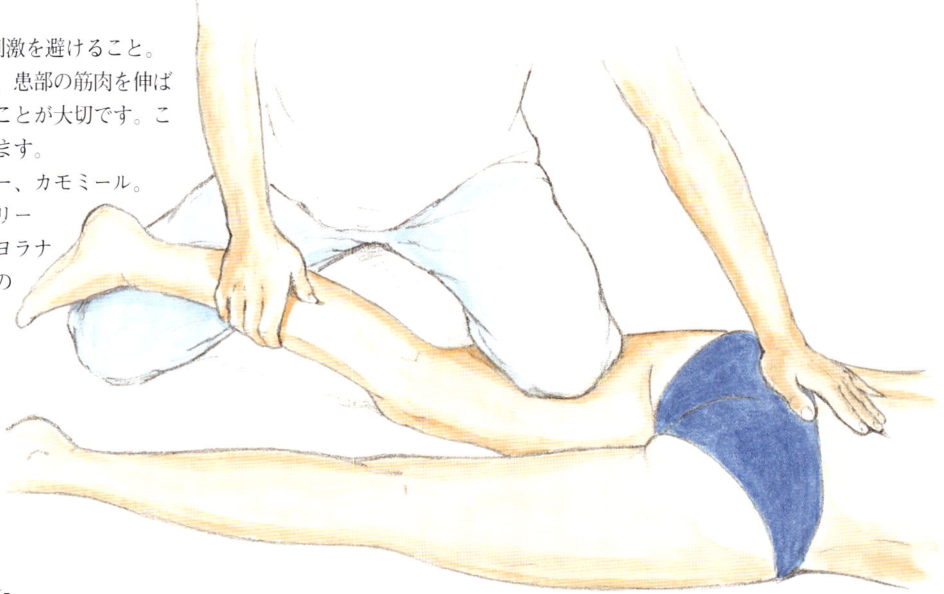

B54【秩辺《ちっぺん》】

ひざの裏側のしわの中央にあるツボを探します。このツボを散らし、ひざから下の循環を促進し、「湿」を取り除きます。これは充血のもともとの原因となっていたものです。

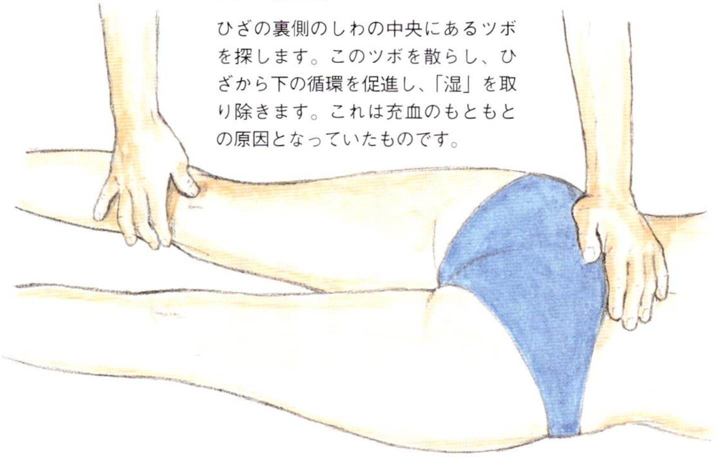

B57【承山《しょうざん》】

このツボはふくらはぎの裏の中央、筋肉と腱が混じり合うところにあります。このツボを散らし、ツボの周辺の「気血」を動かします。始め、やさしく「払う」ようにし、次第により深部にまで押すと良いでしょう。

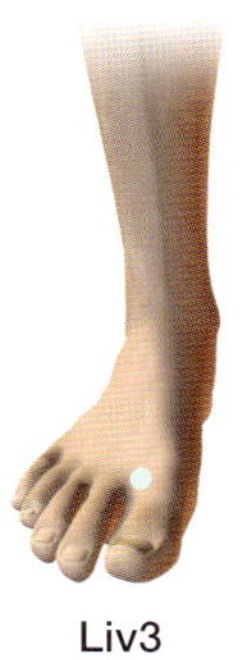

Liv3
【太衝】
（25 ページ）

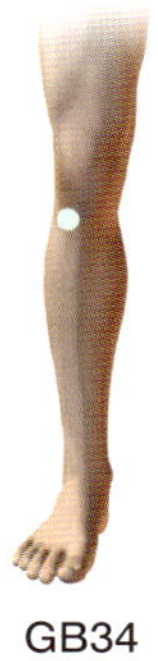

GB34
【陽陵泉】
（84 ページ）

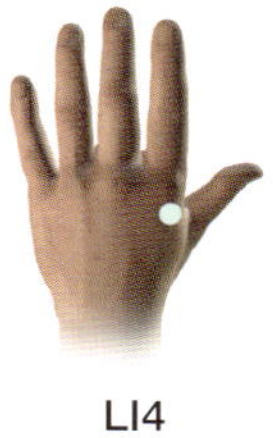

LI4
【合谷】
（24 ページ）

感覚器官

Sense organs

あなたの目や耳は身体の器官でももっとも繊細で複雑な構造をしています。あなたがものを見たり、音を捉えたりすることを可能にするだけではなく、目や耳は身体全体のバランスを保つのになくてはならない器官です。現代人の抱えている生活上のプレッシャー、偏った食事、大気汚染などすべては、あなたの五感を「そぎ」、広く世界とつながりを持つ力を弱めてしまいます。指圧とハーブ療法は感覚器官のシンプルな異常に対して、優れた効き目を表します。

ツボ刺激のテクニックについては29ページを、ハーブと精油の使用方法については30ページを参照してください。

◎**注意：**症状が重い場合、あるいは突然起きた場合には、早急に医者に診てもらってください。

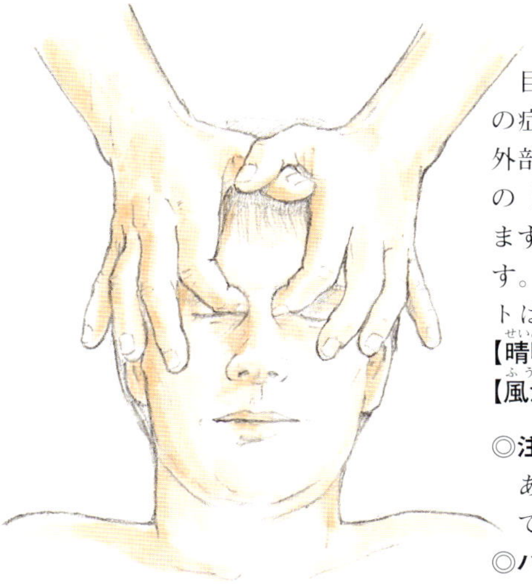

B1【晴明《せいめい》】

目の内側の端の真上、鼻柱の側と目の縁の間にあるツボを探します。このツボを散らし、「熱」を取り除き、「気血」の巡りを促進し、「肝」に栄養を送ります。

目の痛み

目が赤い、痛い、腫《は》れる、かゆみ、充血は、副鼻腔《びこう》炎あるいは風邪の症状です。これはほこりや風が原因で起こります。西洋医学では、外部の炎症、緊張、あるいは感染症だとします。漢方医学では、「肝」の「血」が目に栄養を与え過ぎていることから、目が赤くなると考えます。目の痛みは外からの「風熱」、あるいは「肝」の不調和が原因です。時にいらいらしたり、怒りっぽくなったりします。指圧のポイントは「風熱」を追い払い、「肝」に栄養分を送ること。**【太陽《たいよう》】**、**B1【晴明《せいめい》】**、**Liv2【行間《こうかん》】**、**GB37【光明《こうめい》】**を刺激します。さらに、**GB20【風池《ふうち》】**、**LI4【合谷《ごうこく》】**のツボを散らすと一層の効果が期待できます。

◎**注意：**目はとてもデリケートな器官なので、目に異常がある場合にはかかりつけの医者に相談すると良いでしょう。妊娠中は**LI4【合谷《ごうこく》】**の刺激を避けること。

◎**ハーブ：**（目薬に）アイブライト、ラズベリーの葉、ソバの葉を完全に濾《こ》して使う。（飲食用に）コストマリーの小花、ハニーサックルの花

◎**精油：**ラベンダー

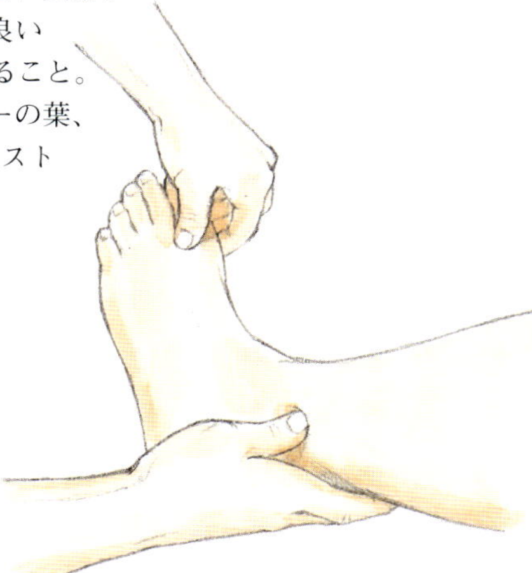

Liv2【行間《こうかん》】およびGB37【光明《こうめい》】

Liv2【行間】は足の甲側、第1指と第2指の間の間にある膜にあります。このツボを散らし、「肝」の「熱」を追い払い、滞った「気」を動かします。腓骨《ひこつ》の前、外くるぶしの上、指5本分のところにある**GB37【光明】**を探します。これを散らし、「肝」と「胆」の「熱」を減らします。この指圧で、目の輝きを取り戻します。

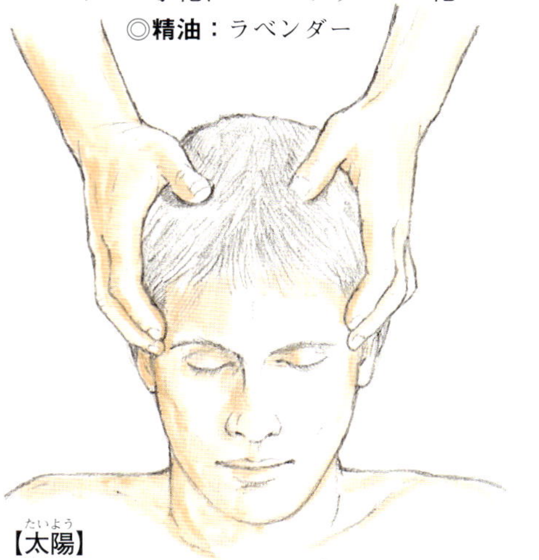

【太陽《たいよう》】

このツボは目尻の骨の外側から親指1本分離れたところ、耳の上先端の高さにあります。このツボを散らし、「熱」を減らし、腫れや痛みを和らげます。

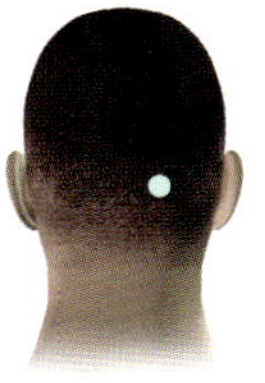

GB20
【風池】
（27ページ）

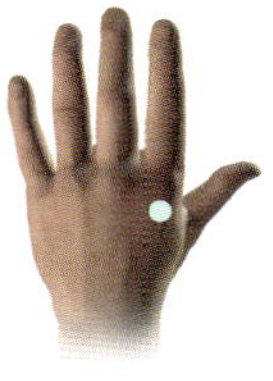

LI4
【合谷】
（24ページ）

耳が痛い

耳が痛い、頭痛、化膿、耳だれ、聞きづらい、耳鳴り（ピーという音が耳で鳴る）といった症状を訴えます。西洋医学では、耳が痛くなる病気は鼓膜やその奥（中耳）、あるいは耳の穴の壁（外耳）の炎症が多いと考えます。耳あか、できもの、神経痛、湿疹《しっしん》によるものもあります。漢方医学では、突然耳が痛くなるのは「風熱」の外邪が耳に侵入したことから、あるいは膀胱系の「熱」が上昇したことから起こると考えます。指圧のポイントは「風熱」、有害物質を追い払うことです。**TH3【中渚《ちゅうしょう》】**、**TH17【翳風《えいふう》】**、**SI19【聴宮《ちょうきゅう》】**を刺激します。さらに、**GB20【風池《ふうち》】**、**LI4【合谷《ごうこく》】**を散らすと効果が上がります。

◎**注意**：痛みがひどい場合、耳だれや難聴がある場合、医者の診察が必要です。妊娠中は**LI4【合谷《ごうこく》】**の刺激を避けること。

◎**ハーブ**：外用として：マレインのパップ、ミルラのチンキ剤

◎**精油**：温めたオリーブオイル小サジ２杯に、ラベンダーオイルを１滴加え、脱脂綿につけ耳に当てます

◎**注意**：妊娠中はミルラの使用を避けること。

SI19【聴宮《ちょうきゅう》】

顎関節と耳の中央の前の間、口を開けた時にできるくぼみにあるツボを探します。このツボを散らし、耳の中や周りにある「風熱」を追い払い、「経絡」をきれいにします。

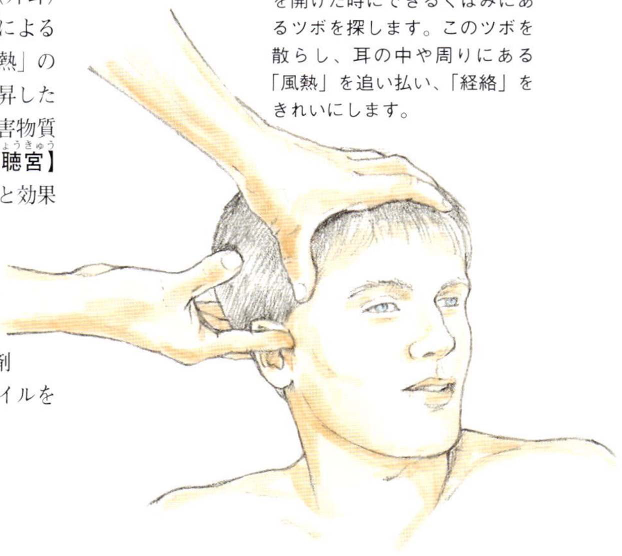

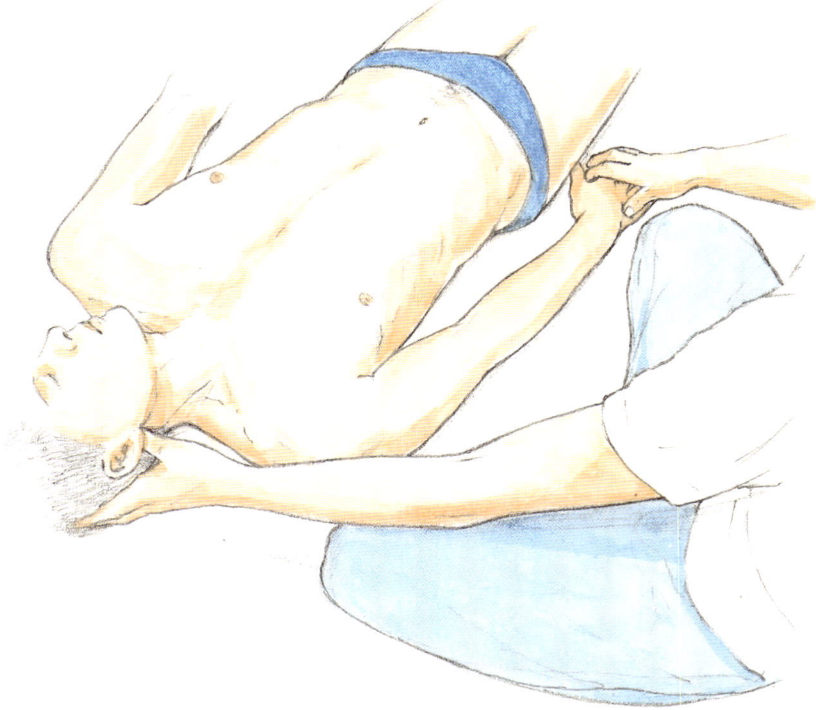

TH3【中渚《ちゅうしょう》】および TH17【翳風《えいふう》】

TH3【中渚】は手の甲側、第４指関節と第５指関節の前にあるくぼみのところにあります。このツボを散らし、「熱」を追い払い、耳を開き、「気」を整えます。耳たぶの後ろの小さなくぼみ、顎《あご》と頭蓋《がい》骨の間にある**TH17【翳風】**を探します。このツボを散らし、「風」を追い払い、「肝経」と「胆経」の「熱」を減らします。

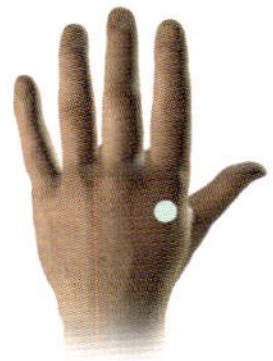

LI4
【合谷】
（24 ページ）

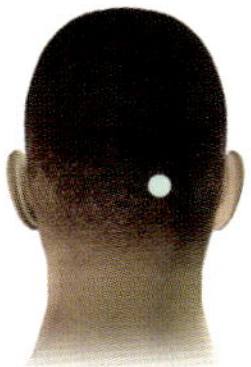

GB20
【風池】
（27 ページ）

ツボの名称と位置

Summary of points

ここでは第2部で使われているすべてのツボの名称と位置が「経絡《けいらく》」別にまとめてあります。「気」はこの「経絡」の順に従って、1日のリズムを保ちながら一巡していると考えられています（参照→ P.23）。さらに、治療のプラン、経絡図（参照→ P.22 ～ 23）も合わせて参照し、ツボの位置をマスターするのに役立ててください。

主要なツボ

下記のツボは本書の指圧療法の中でももっともよく使われる12個の主要なツボです。これらのツボの位置は24 ～ 27ページのイラストと説明を参照してください。

HP6【内関《ないかん》】、LI4【合谷《ごうこく》】、Sp6【三陰交《さんいんこう》】、GB34【陽陵泉《ようりょうせん》】、St36【足の三里《さんり》】、Liv3【太衝《たいしょう》】、CV4【関元《かんげん》】、CV6【気海《きかい》】、GB20【風池《ふうち》】、B18【肝兪《かんゆ》】、B20【脾兪《ひゆ》】、B23【腎兪《じんゆ》】。

肺経

Lu1【中府（ちゅうふ）**】**
肩の前方、鎖骨の外端、骨が突出したところの下。

Lu6【孔最（こうさい）**】**
腕の内側、手首の横じわから上へ指7本、親指寄り

Lu7【列缺（れっけつ）**】**
橈骨《とうこつ》の親指側、手首の横じわから上へ指2本分のところ。

Lu9【太淵（たいえん）**】**
手首の横じわの親指側。

Lu10【魚際（ぎょさい）**】**
手のひらの上、手首の横じわから指2本分、親指寄り。

Lu11【少商（しょうしょう）**】**
親指の爪の外側。

大腸経

LI4【合谷（ごうこく）**】**
手の甲側、親指と人さし指の間の水かき状の膜のところ。
注意：妊娠中はこのツボを刺激しないこと。流産の恐れがあります。

LI5【陽谿（ようけい）**】**
手首の関節の上、親指の付け根のくぼんだところ。

LI10【手の三里（てのさんり）**】**
肘《ひじ》の外側、肘の曲がり目から下へ指2本分、手の甲の中指側。

LI11【曲池（きょくち）**】**
肘を曲げた時にできる横じわの端。

LI12【肘髎（ちゅうりょう）**】**
肘を曲げた時にできる横じわの外端から外側上へ指1本分のところ、筋肉と上腕の骨との間。

LI15【肩髃（けんぐう）**】**
腕を横に上げた時、肩の外側にできるえくぼのところ。

LI20【迎香（げいこう）**】**
鼻孔の両側、鼻の付け根のところ。

胃経

St18【乳根（にゅうこん）**】**
胸部の正中線から左右両側に指4本分のところ、肋《ろっ》骨の5番目と6番目の間、乳首のライン。

St25【天枢（てんすう）**】**
へそから左右両側に指2本分のところ。

St29【帰来（きらい）**】**
へそから下へ指4本分、そこから左右両側に指2本分のところ。

St34【梁丘（りょうきゅう）**】**
ひざの皿の上端から上へ指2本分、足の外側。

St35【犢鼻（とくび）**】**
ひざの皿の下、膝《ひざ》関節の外側のえくぼ、靭《じん》帯の外側。

St36【足の三里（あしのさんり）**】**
ひざの皿の下端から下へ指4本分、脛骨《けいこつ》の外側。

St37【上巨虚（じょうこきょ）**】**
ひざの皿の下端から下へ指8本分、脛骨の外側。

St41【解谿（かいけい）**】**
足首の関節の前、第2指のライン上。

St43【陥谷（かんこく）**】**
足の甲側、第2指と第3指の骨の交わる部分にできる深いしわのところ。

St44【内庭（ないてい）**】**
足の甲側、第2指と第3指の間にある水かき状の膜のところ。

脾経

Sp1【陰白（いんぱく）】
足の親指の爪の外端。

Sp4【公孫（こうそん）】
足の裏側、土踏まずのところ、親指の長い骨の付け根の真下。

Sp6【三陰交（さんいんこう）】
内くるぶしから上へ指4本分、脛骨《けいこつ》の真後ろ。
注意：妊娠中はこのツボを刺激しないこと。
　　　流産の恐れがあります。

Sp8【地機（ちき）】
膝関節の内側から下へ指4本分、ふくらはぎの筋肉と脛骨の間。

Sp9【陰陵泉（いんりょうせん）】
膝関節の下、足の内側、脛骨とふくらはぎの筋肉の間のくぼみ。

Sp10【血海（けっかい）】
ひざの皿の上端から上へ指2本分、大腿部の内側寄り。

心経

H6【陰郄（いんげき）】
手のひら側、手首のしわから上へ親指半分のところ、小指寄り。

H7【神門（しんもん）】
手のひら側、手首の一番小指側の際。

小腸経

SI3【後谿（こうけい）】
こぶしをゆるく握った時にできるしわの小指側、骨と筋肉の間。

SI5【陽谷（ようこく）】
手首の関節の小指側のくぼみ。

SI12【秉風（へいふう）】
肩甲骨の背の上の筋肉の中央、頚椎《けいつい》と肩の先端の真ん中。

SI19【聴宮（ちょうきゅう）】
口を開けた時、顎関節と耳の中心部の前の間にできるくぼみ。

膀胱経

B1【晴明（せいめい）】
目の内側の先端の真上、鼻の根元と目頭の間のくぼみ。

B11【大抒（だいじょ）】
脊柱《せきちゅう》から左右両側に指2本分のところ、第1胸椎と第2胸椎《きょうつい》の高さ。

B13【肺兪（はいゆ）】
脊柱から左右両側に指2本分のところ、第3胸椎と第4胸椎の高さ。

B15【心兪（しんゆ）】
脊柱から左右両側に指2本分のところ、第5胸椎と第6胸椎の高さ、肩甲骨の下のところ。

B18【肝兪（かんゆ）】
脊柱から左右両側に指2本分のところ、第9胸椎と第10胸椎の高さ。

B20【脾兪（ひゆ）】
脊柱から左右両側に指2本分のところ、第11胸椎と第12胸椎の高さ。

B22【三焦兪（さんしょうゆ）】
脊柱から左右両側に指2本分のところ、第1腰椎《ようつい》と第2腰椎の高さ。

B23【腎兪（じんゆ）】
脊柱から左右両側に指2本分のところ、第2腰椎と第3腰椎の高さ。

B25【大腸兪（だいちょうゆ）】
脊柱から左右両側に指2本分のところ、第4腰椎と第5腰椎の高さ。

B26【関元兪（かんげんゆ）】
脊柱から左右両側に指2本分のところ、第5腰椎と第1仙椎部の高さ。

B32【次髎(じりょう)】
尾骨の両側、仙椎から2番目下のくぼみ。

B40【秩辺（ちっぺん）】
ひざの裏にできたしわの真ん中。

B47【魂門（こんもん）】
脊柱から左右両側に指4本分のところ、第2腰椎と第3腰椎の高さ、B23【腎兪《じんゆ》】の外側。

B57【承山（しょうざん）】
ふくらはぎの後ろの真ん中、筋肉と腱《けん》の接点。

B60【崑崙（こんろん）】
外くるぶしとアキレス腱の間。
注意：妊娠中はこのツボを刺激しないこと。
　　　流産の恐れがあります。

腎経

K1【湧泉（ゆうせん）】
足の親指の根元のふくらみの真ん中にできたしわのところ、足の裏と皮膚の色が違う。

K3【太谿（たいけい）】
内くるぶしとアキレス腱の間。

K6【照海（しょうかい）】
内くるぶしから下へ指1本分、骨と筋肉の接点。

心包経

HP6【内関（ないかん）】
手のひら側、手首のしわから上へ指2本分、肘下の真ん中。

三焦経

TH3【中渚（ちゅうしょう）】
手の甲側、第4指関節と第5指関節の真下のくぼみ。

TH4【陽池（ようち）】
手の甲側、手首の関節の真ん中。

TH5【外関（がいかん）】
上腕の外側の真ん中、手首のしわから上へ指2本分のところ。

TH6【支溝（しこう）】
上腕の外側、手首から上へ指4本分のところ。

TH15【天髎（てんりょう）】
肩甲骨の背側上部にある僧帽筋が一番高くなったところの真下、頚椎《けいつい》と肩の先端の真ん中。

TH17【翳風（えいふう）】
顎《あご》、頭蓋《がい》骨、および耳の間にある耳たぶの後ろの小さなくぼみ。

胆経

GB20【風池（ふうち）】
後頭部、頭蓋《がい》骨の下、髪際のくぼんだところ、耳の後ろにある骨の突出したところの後ろ。

GB30【還跳（かんちょう）】
お尻の側、仙椎の中間から大腿部の骨の一番上までのライン上、外側に3分の2のところ。

GB31【風市（ふうし）】
大《たい》腿部の外側、膝《ひざ》関節のしわの外端から上へ親指7本分のところ。

GB34【陽陵泉（ようりょうせん）】
膝関節の下、外側のくぼんだところ、腓骨《ひこつ》の一番上、前のところ。

GB37【光明（こうめい）】
腓骨の前側、外くるぶしから上へ親指5本分のところ。

GB39【懸鐘（けんしょう）】
腓骨の前側、外くるぶしから上へ指4本分のところ。

GB41【臨泣（りんきゅう）】
足の甲側、第4指と第5指のつま先の間のくぼみ、小指の腱の外側。

肝経

Liv1【太敦（だいとん）】
親指の爪床の内側の端。

Liv2【行間（こうかん）】
足の甲側、第1指と第2指の間の水かき状の膜のところ。

Liv3【太衝（たいしょう）】
足の甲側、第1指と第2指の間のくぼみ、骨と骨の交わるところ。

Liv13【章門（しょうもん）】
股《こ》関節のところ、第11肋骨の下、肋骨の一番下の端。

督脈

CV3【中極（ちゅうきょく）】
腹部の正中線、へその真下、親指4本分のところ。

CV4【関元（かんげん）】
腹部の正中線、へその真下、指4本分のところ。

CV6【気海（きかい）】
腹部の正中線、へその真下、指2本分のところ。

CV12【中脘（ちゅうかん）】
腹部の正中線、へその真上、親指4本分のところ。

CV14【巨闕（こけつ）】
腹部の正中線、へその真上、指8本分のところ。

CV17【膻中（だんちゅう）】
乳首と乳首を結んだ線の中心、胸骨のところ。

任脈

GV1【長強（ちょうきょう）】
脊柱の一番下、尾てい骨と肛門の中間。

GV4【命門（めいもん）】
脊柱の正中線、第2腰椎《ようつい》と第3腰椎の間。

GV14【大椎（だいつい）】
首の後ろ側、第7頚椎《けいつい》と第1胸椎《きょうつい》の間。

GV20【百会（ひゃくえ）】
頭のてっぺん、左右の耳を結んだところの中心。

GV26【水溝（すいこう）】
上唇と鼻の間のくぼみの中心。

奇穴
(経絡からはずれているツボ)

【印堂（いんどう）】
両眉毛の中央、鼻の真上。

【上迎香（かみげいこう）】
鼻柱の両側、小さなくぼみ。

【太陽（たいよう）】
目の骨の際から、耳へ向けて親指1本分、目から耳の上へのライン上。

【定喘（ていぜん）】
GV14【大椎（だいつい）】から左右両側に親指半分のところ、第7頚椎《けいつい》と第1胸椎《きょうつい》の間。

【膝眼（しつがん）】
ひざの皿の下、膝《ひざ》関節の内側のくぼみ、靭《じん》帯の両側。

【十七椎（じゅうしちつい）】
脊柱《せきちゅう》の正中線、第5腰椎《ようつい》と第1仙椎の間。

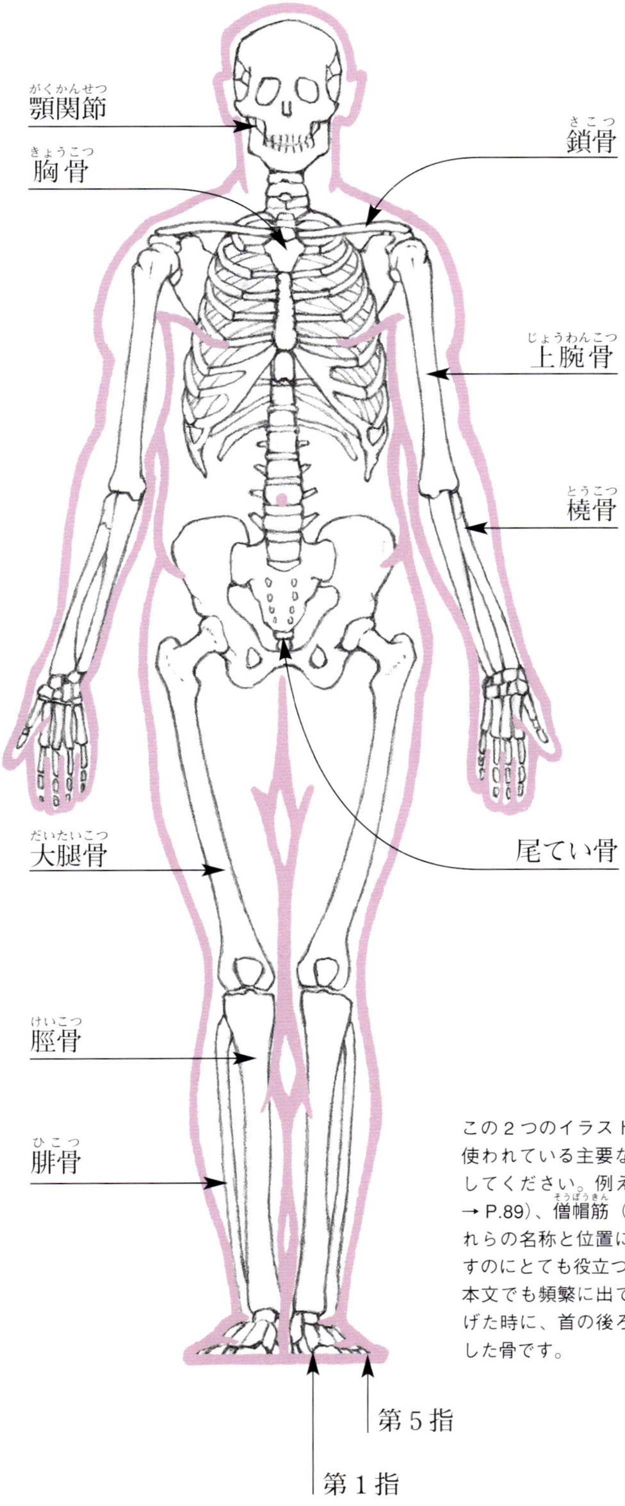

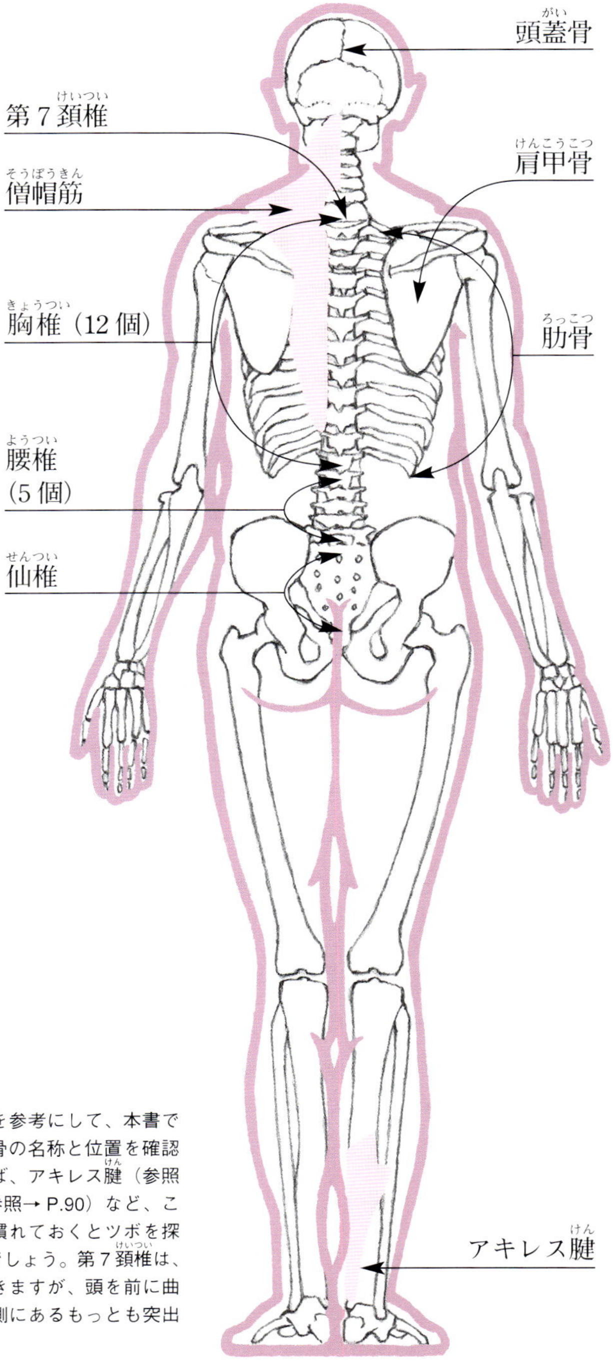

この２つのイラストを参考にして、本書で使われている主要な骨の名称と位置を確認してください。例えば、アキレス腱《けん》（参照→ P.89）、僧帽筋《そうぼうきん》（参照→ P.90）など、これらの名称と位置に慣れておくとツボを探すのにとても役立つでしょう。第７頸椎《けいつい》は、本文でも頻繁に出てきますが、頭を前に曲げた時に、首の後ろ側にあるもっとも突出した骨です。

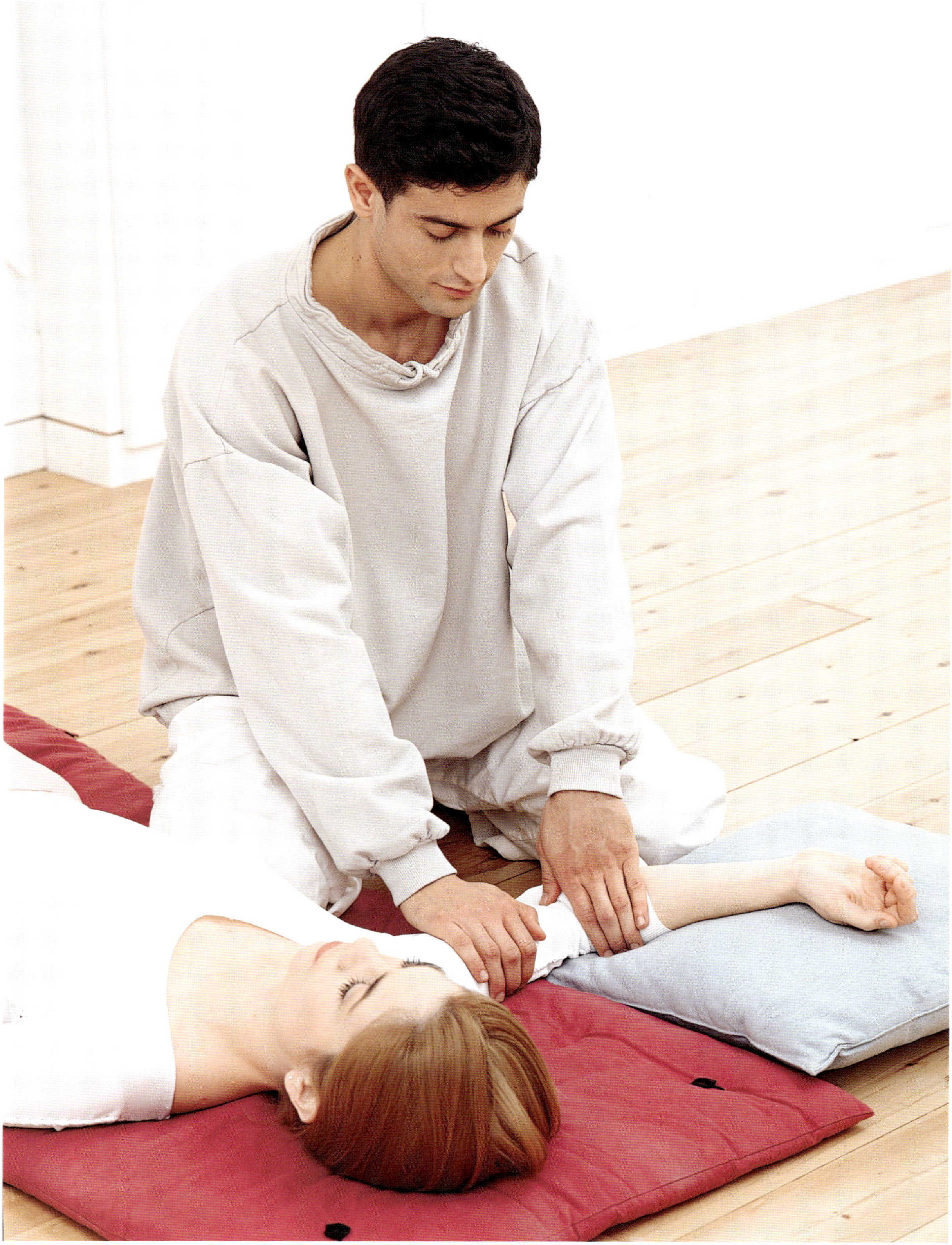

Index

太字はおもな見出し語、*イタリック体*はイラストのページを表します。

謝辞

Gaia Books would like to thank: Janine Christley, Eliza Dunlop, Lesley Gilbert, Libby Hoseason, Sarah Jarvis, Alison Jones, Sara Mathews, Susan Walby, and Mary Warren, for editorial and production work; Yvonne Dixon for the index; Mark Jarvis for additional photography (p.19); Protocol Design Associates and Studio 21 for additional typesetting; Zoë Billingham, Juliet Hacking, Susan Henssen Chris Jarmey, Debbie Jarmey, Gordon Lines, Callum Linton, Dave Thorp, and John Tindall for modelling; Vicki Pitman for advice on herbs; Barbara Blanchard, Dr Richard Donze, Lucy Lidell, and Roger Newman Turner for helpful comments and advice.

参考文献

Kaptchuk, Ted J., 1983, *Chinese Medicine: The Web that has no Weaver*, Rider

Lidell, Lucinda, 1984, *The Book of Massage*, Ebury Press (UK), Simon 7 & Schuster (US)

Mabey, Richard, 1988, *The Complete New Herbal*, Elm Tree Books (UK).
Also published as *The New Age Herbalist*, Macmillan (US)

Maciocia, Giovanni, 1989, *The Foundations of Chinese Medicine*, Churchill Livingstone

O'Connor, John and Bensky, Dan, 1974, *Acupuncture - a comprehensive text*, Eastland Press, Seattle

Thie, John, 1979, *Touch for Health Manual*, De Vorss & Co

Thomas, Sara, 1989, *Massage for Common Ailments*, Sidgwick & Jackson (UK), Simon & Schuster (US), ngus & Robertson/Harper Collins (Aus)

関係団体

The Shiatsu Society
Interchange Studios
Dalby Street
London NW5 3NQ
Tel: 020 8813 7772
Fax: 020 8813 7773

The European Shiatsu School
Central Administration
Highbanks
Lockeridge
Marlborough
Wilts SN8 4EQ
Tel: 0845 1665144
Email: info@shiatsu.net

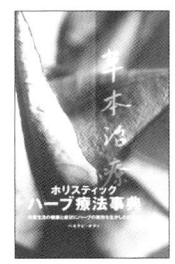

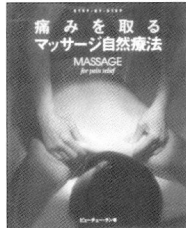

Acupressure for common ailments

指圧による治療法

「軽い病気をおさえる指圧」新装普及版

発　　行　2006年7月20日
本体価格　1,900円（税別）
発 行 者　平野　陽三
発 行 所　産調出版株式会社
〒169-0074 東京都新宿区北新宿3-14-8
TEL.03(3363)9221　FAX.03(3366)3503
http://www.gaiajapan.co.jp

ISBN 4-88282-483-3 C0077

Printed and bound in China

著　者：クリス・ジャーメイ（Chris Jarmey）

ヨーロッパ指圧スクールの創設者兼理事。1974年より同校の指圧の教師を務める。ナショナルヘルスサービスにて指圧を実践した第一人者でもあり、これまでにアメリカ、ヨーロッパをはじめ、日本、中国などの東アジアの各地域で指圧を教えた経験をもつ。物理療法の専門教育を受けたこともあり、指圧協会の中で医学的なことに関する代表者としての役目を担っている。

ジョン・ティンダル（John Tindall）

物理療法士の資格を持ち、鍼、漢方薬、指圧、リフレクソロジー、そしてナチュラルヘルスケアについて学んだ。1983年以来、病院に自然療法（ナチュラルメディスン）を導入する先駆者の一人として活動している。HIVおよびAIDS、C型肝炎、薬物中毒の治療、およびメンタルヘルスの専門家として現在、世界各地で教鞭を執っている。

翻訳者：宇久村 淳子（うくむら じゅんこ）

駒沢大学大学院英文学専攻修士課程修了。訳書に『痛みを取るマッサージ自然療法』（産調出版）。

Photo by Fausto Dorelli